Fitness Kochbuch/Ratgeber

188 Rezepte zum Muskelaufbau, Abnehmen und Stoffwechsel ankurbeln – ideal für Anfänger und Berufstätige inkl. Ernährungspläne & Nährwertangaben

1 Auflage

Autor: Vital Balance

Inhaltsverzeichnis

Der Anfang ist immer ***heute***.

Einleitung

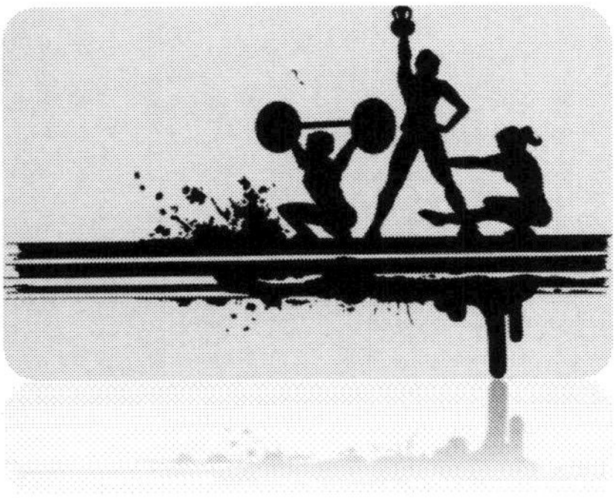

Eine Person, die sich nicht mit der Fitness ihres Geistes und Ihres Körpers auseinandersetzt, die leidet oft an Stress, der sich in vielen Fällen auch körperlich bemerkbar macht. Heute müssen wir nicht mehr nur unsere Arbeit machen, zum Tagesprogramm gehören die Familie, der Haushalt, die Haustiere, die Arbeit und unsere Freizeit. Die Welt scheint sich immer schneller zu drehen, wir werden täglich mit einer riesigen Masse an Informationen, Nachrichten und Aufträgen überschüttet und versuchen, mit diesem Strom zu schwimmen, immer noch mehr in die 24 Stunden des Tages zu quetschen und dabei möglichst nicht unterzugehen. Das gelingt jedoch nicht immer, oder zumindest nicht auf Dauer. Wir nehmen uns zu wenig Zeit, um unseren Körper und unsere Seele zu pflegen. Viele Menschen finden erst dann Erholung, wenn sie dazu gezwungen werden. Durch eine Verletzung zum Beispiel oder weil der Körper eines Tages einfach nicht mehr reagiert und einen verzweifelten Hilfeschrei ausruft. Dann ist es in vielen Fällen jedoch schon beinahe zu spät und es geht darum, bleibende Schäden zu verhindern und sowohl Körper als auch Geist zur Ruhe kommen zu lassen.

Wenn Sie sich zu dem Kauf dieses Buches entschieden haben, dann bedeutet das, dass Sie durchaus auf Ihren Körper achten wollen. Sie möchten sich eingehend damit befassen, was Ihnen eigentlich guttut, welche verschiedenen Möglichkeiten Sie haben und welche Wahl für Sie die geeignete ist. Sie werden in diesem Buch lernen, wie Sie sich klare Ziele setzen, dass Sport nicht gleich Sport ist und welch wichtige Rolle die Ernährung in Ihrem Leben spielt. Damit Sie das Gelernte sofort in die Tat umsetzen können, erhalten Sie zahlreiche Rezepte mit an die Hand. Diese können Sie entweder nachkochen oder aber als Inspiration für ganz eigene Kreationen verwenden. Wir wünschen Ihnen viel Spaß beim Lesen!

Was bedeutet Fitness?

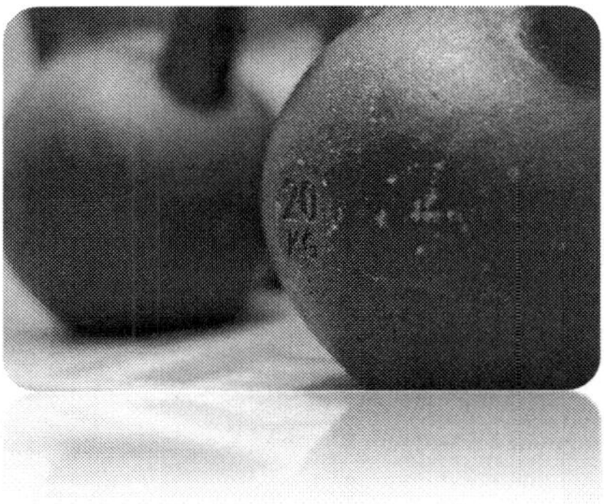

Der Begriff wird in der Alltagssprache nur zu gern verwendet und taucht im Zusammenhang mit vielen anderen Wörtern regelmäßig auf. Doch woher stammt er eigentlich und welche Bestandteile schließt er mit ein? Der Begriff stammt aus dem Englischen, es gibt unterschiedliche Übersetzungen, doch eine ist beispielsweise, dass "fit" "passen" oder "fähig sein" bedeutet. In dem Zusammenhang mit dem menschlichen Körper beziehen sich diese Übersetzungen auf die Erklärung der Leistungsfähigkeit. Jemand, der sich mit Fitness befasst, der trainiert seine Ausdauer, seine Koordination, die Beweglichkeit, die Schnelligkeit und seine Kraft. Doch Fitness bezieht sich nicht nur auf physische Bewegungen, auch der Geist einer Person spielt eine große Rolle. Wer sich fit hält, der geht mit einem höheren Energielevel durch den Alltag. Das hilft ihm dabei, nicht nur sportliche Übungen besser ausführen zu können, sondern auch die alltäglichen Aufgaben deutlich einfacher zu bewältigen.

Die mentale Fitness hängt mit der Fähigkeit zur Konzentration und zur Entspannung zusammen. Viele Menschen sind sich nicht darüber im Klaren, welch große Auswirkungen ihre Alltagsgewohnheiten auf ihre Gesundheit haben. Sie werkeln vor sich hin, achten nicht auf ihre Schlaf- oder Essgewohnheiten und laufen stattdessen in ihrem Hamsterrad vor sich hin. Die ständige Beschleunigung ist unausweichlich, denn schließlich wollen sie der Zukunft immer einen Schritt vorausmachen, um ihre Aufgaben möglichst gut bewältigen zu können. Doch irgendwann sind sie an einem Punkt angelangt, an dem sie aus dem Rad fliegen – und die Landung ist nicht gerade sanft.

Wer sich jedoch mit dem Thema Fitness beschäftigt, der wird merken, wie sehr sich seine Lebensqualität steigert. Wenn Sie regelmäßig Sport machen und eine gesunde Ernährung in Ihren Alltag einführen, dann lernen Sie Ihren Körper ganz neu kennen. Zum ersten Mal in Ihrem Leben lernen Sie, auf Ihre körperlichen und geistigen Bedürfnisse zu hören. Sie erkennen, was Ihre Muskeln und Sehen brauchen und welche Übungen Ihnen auch psychische Stärke verleihen. Fit sein, das beginnt im Alltag. Es ist nicht notwendig, stundenlang zu trainieren oder penibel Kalorien zu zählen. Bereits kleine Veränderungen Ihres Alltags können eine große Wirkung auf Ihren Körper haben. Sie werden leistungsstärker, können sich besser konzentrieren und mit deutlich mehr Energie durch Ihren Tag gehen. Sie werden Ihre Aufgaben deutlich besser bewältigen können und auch Herausforderungen spielend annehmen.

Fit durch den Alltag

Wenn Sie sich aktiv mit dem Thema der ausgewogenen Ernährung beschäftigen und mehrmals in der Woche Sport treiben, dann tun Sie bereits viel Gutes. Darüber hinaus haben Sie jedoch auch die Möglichkeit, zusätzliche Fitnessübungen ganz spielerisch in Ihren Alltag einzubauen. Eine bewährte Strategie ist es, Arbeitswege und andere Wege, die Sie täglich bewältigen müssen, zu Fuß oder mit dem Rad zurückzulegen. Es ist ganz gleich, ob Sie Ihr Kind zum Kindergarten bringen oder einkaufen gehen, wenn Sie diese Strecken zu Fuß bewältigen, dann bewegen Sie Ihren Körper ganz nebenbei. Sie füllen Ihre Lungen mit Sauerstoff und haben die Möglichkeit, Ihre Gedanken ein wenig wandern zu lassen. Treppensteigen ist ebenfalls eine gute Möglichkeit. Wenn Sie in einem mehrstöckigen Haus leben, so nehmen Sie sich doch einfach mal vor, mindestens einmal am Tag die Treppen zu nehmen. Sie werden sehen, dass Sie Ihren Kreislauf dadurch in Schwung bringen und auch Ihre Ausdauer trainieren.

Gestalten Sie Ausflüge mit der Familie oder mit Freunden neu, achten Sie dabei darauf, sportliche Spiele zu spielen. Anstatt sich nur zum Grillen zu treffen, gehen Sie vorher gemeinsam wandern oder spielen Mannschaftsspiele. Diese lassen sich leicht organisieren, bringen Ihren Kreislauf auf Hochtouren und machen jedem Beteiligten Spaß. Versuchen Sie auch, Ihre Urlaube aktiver zu gestalten. Es geht hierbei keineswegs um einen Zwang, denn Sie sollen Freude an Ihrem Leben und Ihrem Urlaub haben. Doch wenn Sie beispielsweise an die Mittelmeerküste fliegen, warum gehen Sie dann nicht Schnorcheln? Fahren Sie Kajak, gehen Sie wandern oder planen Sie am Morgen ein Workout am Strand ein! All das bringt Ihre allgemeine Fitness voran und formt Ihren Alltag ganz neu.

Wenn Sie Ihr persönliches Umfeld einbinden, dann können Sie neue Freundschaften schließen, alte Freundschaften stärken und bringen die ganze Familie dazu, ein neues Leben zu beginnen, in dem gesunde Ernährung und viel Bewegung an erster Stelle stehen.

Wenn Sie Bewegungen bewusst ausführen und dabei auf Ihre Körperhaltung, Ihre Muskelspannung und Atmung achten, dann können bereits Aufgaben im Haushalt zu einem kleinen Workout werden. Fegen oder wischen werden so energisch durchgeführt, dass Sie ins Schwitzen kommen.

Wenn Sie lange am Schreibtisch sitzen müssen oder andere Tätigkeiten ausüben, bei denen Ihre Muskeln nur sehr einseitig beansprucht werden, so versuchen Sie, regelmäßig Pausen einzulegen. Verlagern Sie Ihr Gewicht, dehnen Sie sich und atmen Sie einige Male tief durch, ehe Sie mit Ihrer Arbeit fortfahren. Achten Sie auch darauf, dass Sie täglich viel Wasser trinken. Sie können sich Portionen verschiedener Getränke vorbereiten, um Ihre Ziele zu erreichen. Vergessen Sie nicht, dass Ihr Körper stets ausreichend Flüssigkeit benötigt, damit Sie alle Aufgaben Ihres Alltags optimal ausführen können. Wenn Sie eine ausgewogene Ernährung einhalten, Ihre Sporteinheiten regelmäßig durchführen und auch im Alltag aktive Momente einbauen, dann fördern Sie Ihre Fitness und tun sich damit selbst etwas Gutes. Sie werden deutlich mehr Energie verspüren und Ihre Arbeit mit einer gesteigerten Produktivität meistern.

Muskelaufbau und Gewichtsabnahme

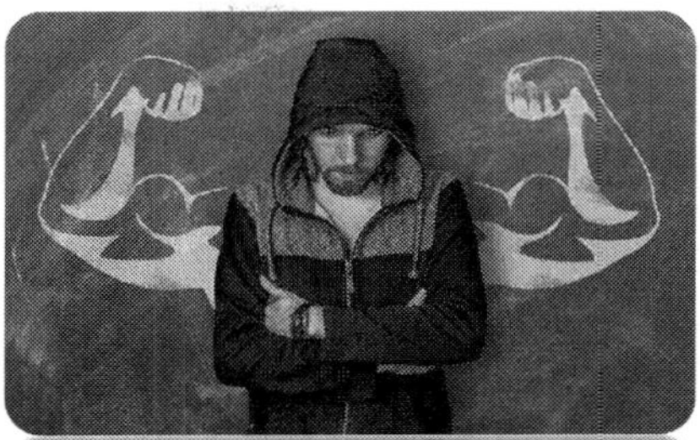

Es gibt verschiedene Möglichkeiten, Fitness anzugehen. Dabei haben die einzelnen Personen ganz unterschiedliche Ansprüche an den Sport und ihre Ernährung. Einige möchten innerhalb eines gewissen Zeitraums Gewicht verlieren oder haben sich ein bestimmtes Wunschgewicht als Ziel gesetzt. Andere hingegen möchten Muskeln aufbauen und sich deshalb von nun an mit Sport und Ernährung auseinandersetzen. Doch welches Training benötigen Sie, wenn Sie Muskeln gewinnen möchten und was müssen Sie tun, um die lästigen Fettpölsterchen an Beinen, Bauch, Po und Armen endlich loszuwerden? Ist es überhaupt möglich, gleichzeitig Gewicht zu verlieren und Muskeln aufzubauen oder geht immer nur eines von beiden?

Zunächst einmal muss an dieser Stelle festgehalten werden, dass Fettabbau nicht gleich Gewichtsverlust ist. Wenn Sie gleichzeitig Fett abbauen und Muskeln aufbauen, so werden Sie unter Umständen keine Veränderung des Gewichts erkennen können. Es kann sogar sein, dass Sie an Gewicht gewinnen, denn Muskelmasse ist schwerer als Fett.

Sie müssen sich im Voraus darüber im Klaren sein, was Sie erreichen möchten. Wollen Sie erst einmal abnehmen, um anschließend gesund Muskeln aufzubauen, so können Sie eine Ernährung mit wenigen Kohlenhydraten anstreben und Ausdauersport treiben. Die Muskeln, die Sie bereits besitzen, werden dabei die Energie verbrennen, die Sie in Form von Fettpolstern angesammelt haben. Sie essen wenig Kohlenhydrate und verzichten vollkommen auf leere Kalorien, um ein Kaloriendefizit sicherzustellen und achten darauf, regelmäßig Ausdauersport zu treiben. Achten Sie auf die Vielfalt der Übungen und Sportarten, damit Sie unterschiedliche Muskelpartien Ihres Körpers trainieren und Ihren Kreislauf allgemein ankurbeln. Sie haben jedoch möglicherweise nur relativ wenig Muskelgewebe in Ihrem Körper, denn Sie haben im Voraus keine Sportarten ausgeübt, bei denen Sie aktiv Muskeln aufbauen. Das kann dazu führen, dass Sie lange Trainingseinheiten einbauen, sehr genau auf Ihre Ernährung achten und trotzdem nur langsam abnehmen. Sie müssen außerdem sicherstellen, dass Ihr Körper mit allen notwendigen Nährstoffen versorgt wird. Dies gerät in vielen Fällen in Vergessenheit, wenn Personen versuchen, die Kalorienzufuhr möglichst gering zu halten.

Haben Sie ein akzeptables Ausgangsgewicht und möchten Ihre Muskeln aufbauen, so werden Sie viele komplexe Kohlenhydrate zu sich nehmen und außerdem große Mengen eiweißreicher Nahrungsmittel in Ihre Mahlzeiten integrieren. Auf diese Weise versorgen Sie die Muskeln mit den Nährstoffen, die sie zum Wachsen benötigen. Auch Ihr Training gestaltet sich dann anders, denn Sie machen vor allem Übungen, die Ihre Muskeln kräftigen. Achten Sie auch hier auf Abwechslung und machen Sie sich einen konkreten und detaillierten Plan, auf welchem Sie notieren, wann Sie welche

Muskeln trainieren möchten und welche Übungen Sie hierfür in welcher Anzahl und Intensität durchführen. Wenn Sie konsequent und diszipliniert vorgehen, dann können Sie bereits nach einigen Wochen erste Fortschritte erkennen. Es handelt sich jedoch nicht um eine Aufgabe, die Sie zu einem gewissen Zeitpunkt fertigstellen werden. Ihr Körper befindet sich in einem laufenden Prozess, der bis zu dem Zeitpunkt Ihres Todes die unterschiedlichsten Entwicklungen durchlaufen wird.

Es gibt die Möglichkeit, gleichzeitig Fett abzubauen und Muskeln aufzubauen. In diesem Fall können Sie äußerlich nicht so schnell Veränderungen feststellen, denn es handelt sich um Veränderungen, die ineinandergreifen. Sie werden jedoch deutlich spüren, dass Sie sich stärker fühlen und mit mehr Energie durch Ihren Alltag gehen. Wenn Sie sich für diese Methode entscheiden, dann empfehlen sich Ernährungsformen wie Intervallfasten, bei denen Sie insgesamt auf ein Kaloriendefizit kommen und einen Zustand erreichen, in welchem der Körper Fett verbrennt. Gleichzeitig jedoch nicht in einen Hungerstoffwechsel verfallen, bei welchem Ihr Körper alle Funktionen auf ein Mindestmaß herunterfährt und der Gewichtsverlust zum Stillstand kommt. Abwechslungsreiche Sportarten bieten sich an, Sie können an einigen Tagen Krafttraining machen, um Ihr Muskelwachstum anzuregen, an anderen integrieren Sie Ausdauersport in Ihren Trainingsplan, um unterschiedliche Bereiche Ihres Körpers zu trainieren und die Fettverbrennung voranzutreiben.

Kraftsport

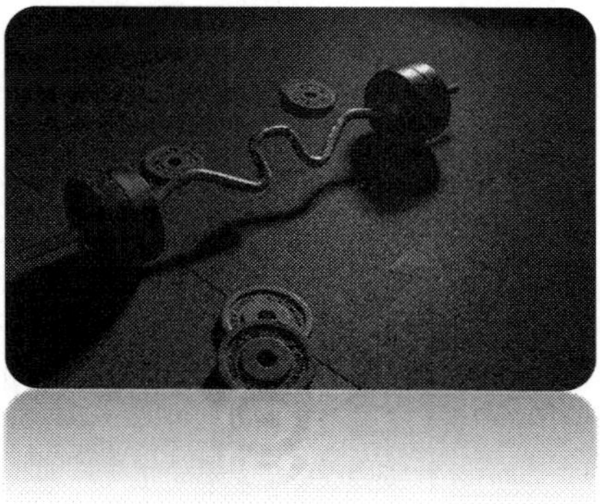

Das Ziel des Krafttrainings liegt darin, bestimmte Muskelgruppen so zu trainieren, dass sie stärker ausgebildet werden und die Muskelfasern besser rekrutiert werden können. Wenn Sie keinen Kraftsport machen, dann können Sie in einer normalen Situation nur etwa 60 Prozent des Potenzials Ihrer Muskeln abrufen. Die restlichen 40 Prozent sind Ihnen nicht zugänglich. Mit Hilfe bestimmter Übungen soll Ihr Gehirn lernen, bei bestimmten Übungen mehr Impulse an die benötigten Muskeln zu senden. Auf diese Weise können es Kraftsportler schaffen, bis zu 90 Prozent des Potenzials ihrer Muskeln abzurufen. Die übrigen 10 Prozent sind nur in Ausnahmesituationen zugänglich, beispielsweise dann, wenn Sie sich in einer Gefahrensituation befinden. Sie werden durch das Adrenalin, welches dann durch Ihren Körper schießt, aktiviert.

Das Training wird folgendermaßen aufgebaut: Die typischsten Übungen des Kraftsports ist der Dreikampf. Die Aufgaben bestehen im Bankdrücken, in der Kniebeuge und im Kreuzheben. Versucht wird, bei diesen Übungen ein möglichst hohes Gewicht zu heben. Geübt wird in Intervallen mit wenigen

Wiederholungen denn es geht nicht darum, die Übungen möglichst häufig zu absolvieren. Entscheidend ist das Höchstgewicht, welches erreicht wird. Die Gewichte variieren in einem Bereich von 75 bis 90 Prozent des Maximalgewichts. Durch diesen Trainingsablauf wird erreicht, dass eine hohe neuronale Adaption entsteht. Das Gehirn merkt sich die Bewegungsabläufe und reagiert, indem es mehr Impulse an die benötigten Muskelgruppen sendet.

Um ein solch hohes Gewicht tragen und heben zu können, ist eine große Muskelmasse von Nöten. Das Training wird deshalb in verschiedenen Zyklen aufgebaut. Einige werden mit einem hohen Gewicht und geringen Wiederholungen durchgeführt, damit das Gehirn die Bewegungsabläufe lernt. Andere Zyklen hingegen arbeiten mit vielen Wiederholungen und einem geringeren Gewicht. Dadurch werden Muskeln aufgebaut. Personen, die Kraftsport ausüben, sind nicht unbedingt schlank und drahtig. Oft wird auf den ersten Blick nicht sichtbar, welch schwere Gewichte diese Menschen heben können. Im Mittelpunkt des Trainings steht der Aufbau der Muskeln, nicht jedoch die Optik und Ästhetik des Sportlers.

High Intensity Intervalltraining

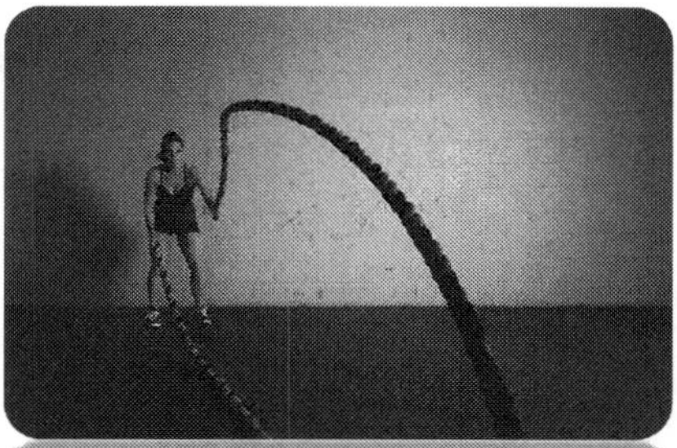

Diese Trainingsmethode ist noch nicht so lange bekannt, findet jedoch immer mehr Anhänger, vor allem auch in der Sparte der Hobbysportler. Das Training gestaltet sich folgendermaßen:

Die Trainingseinheiten dauern zwischen 5 und 45 Minuten an, es sind also auch schon kleine Einheiten von 10 bis 15 Minuten möglich, perfekt für Menschen, die einen stressigen Alltag haben und trotzdem noch ein paar Minuten Sport machen wollen, um ihrem Körper und ihrer Seele etwas Gutes zu tun. Anstrengende Übungen mit hoher Geschwindigkeit, bei denen Ihre Herzfrequenz innerhalb weniger Sekunden auf Hochtouren aufläuft, werden mit Pausen abgewechselt, bei denen Ihr Herzschlag wieder auf 40 bis 50 Prozent des Maximums herabsinken kann.

Diese Trainingsform sorgt dafür, dass Ihr Kreislauf und Stoffwechsel so richtig in Schwung kommen. Dazu sind keine Gewichte notwendig, High Intensity Intervalltraining, abgekürzt Hiit, lässt sich auch außerhalb des Fitnessstudios problemlos durchführen. Es handelt sich nicht um eine bestimmte Sportart, sondern vielmehr darum, wie Sie die Übungen ausführen. Sind Sie beispielsweise leidenschaftlicher Läufer, so laufen Sie ab jetzt nicht mehr stundenlang auf einem Laufband. Stattdessen gehen Sie in den nächstgelegenen Park oder Wald und versuchen einmal, abwechselnd zu sprinten und zu gehen. Während des Sprints, der zum Beispiel eine Minute andauern kann, steigt Ihre Herzfrequenz stark an. Anschließend gehen Sie 30 Sekunden und in dieser Zeit fällt Ihr Puls wieder. Durch diesen Wandel kurbeln Sie Ihren Stoffwechsel zusätzlich an und die Fettverbrennung wird in Gang gesetzt. Solche Trainingseinheiten erweisen sich als deutlich effizienter als stundenlange Lauftouren.

Wichtig ist, beide Phasen des Trainings vollkommen auszukosten und nicht zu schummeln. Befinden Sie sich in der Übung, so müssen Sie sich selbst bis an Ihre Grenzen treiben. Nur so können Sie garantieren, dass Ihr Körper auch tatsächlich große Mengen an Energie verbraucht. In der Pause atmen Sie tief durch und bereiten sich mental darauf vor, auch die nächste Übung wieder mit voller Konzentration und Power durchzuführen.

Ein Vorteil an dieser Methode ist ihre große Vielseitigkeit. Sie können sich beinahe jede Sportart nehmen und diese in Intervallen umsetzen. Es ist deshalb nicht notwendig, dass Sie stundenlang ins Fitnessstudio gehen, wenn Sie dies nicht wollen oder genießen. Sie können unterschiedliche Sportarten ganz nach Ihrem Belieben abwechseln und auch zu Hause noch ein Workout einschieben, wenn Sie einen anstrengenden Tag hatten, an dem Sie keine Zeit für Sport finden konnten. Mit Hiit gibt es keine Ausreden mehr, denn 10 Minuten reichen bereits aus.

Diese Sportmethode verursacht in Ihrem Körper einen langen Nachbrenneffekt. Je nachdem, wie sehr Sie sich auf die Übungen konzentrieren und wie sehr Sie an Ihre Grenzen gehen, kann dieser Effekt bis zu 72 Stunden nach dem Training anhalten. Auf Grund der starken Beanspruchung Ihres Körpers und des großen Einflusses auf Ihren Kreislauf empfehlen Experten, zwischen zwei bis dreimal wöchentlich ein Hiit einzubauen. Auf diese Weise lässt sich bereits nach relativ kurzer Zeit ein deutlicher Fortschritt Ihrer Fitness feststellen, ohne dass Sie sich überanstrengen. Sie müssen stets im Blick behalten, dass Sie die Übungen sauber ausführen. Ein nachhaltiges Training ist von großer Wichtigkeit, denn Sie möchten Ihren Körper fördern und nicht ausbrennen oder verletzen.

Ausdauersport

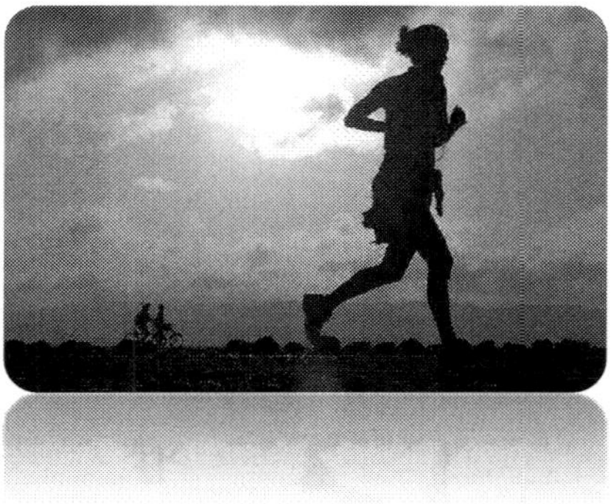

Ausdauersport hilft dabei, den Kreislauf langsam und gleichmäßig anzuregen. Herz und Lunge werden darauf trainiert, über einen langen Zeitraum hinweg eine konstante Leistung bringen zu können. Wer sich als Laie damit versucht, einen Lauf von fünf Kilometern zu bewältigen, der stößt schnell an seine Grenzen. Bereits nach wenigen hundert Metern ist eine gleichmäßige Atmung nicht mehr möglich, Sie haben das Gefühl, Ihre Lunge würde im nächsten Moment zerplatzen und spüren zudem, wie Ihr Herz wild schlägt und Seitenstechen Ihnen das Weiterlaufen erschweren. Umso überraschender ist es, wie schnell sich die Leistung mit einem angemessenen Training verbessern lässt. Bereits nach wenigen Wochen können Sie deutlich längere Strecken zurücklegen und ganz, ohne von schmerzenden Lungen und Herzrasen geplagt zu werden.

Sie können Ihre Sporteinheit zu egal welcher Tageszeit einbauen, ganz, wie es Ihnen am besten passt. Einige Personen ziehen es vor, bereits am frühen Morgen Laufen zu gehen, denn so haben sie einen optimalen Start in den Tag. Anderen fällt es leichter, am Abend zu laufen, auf diese Weise entspannen sie sich nach einem anstrengenden Arbeitstag und können ihre Gedanken frei kreisen lassen, während sie durch die frische Abendluft joggen.

Ausdauersport stärkt das Herz-Kreislaufsystem. Sie sollten jedoch darauf achten, langsam mit den Einheiten zu beginnen und diese zu Anfang noch kurz zu halten. Ihr Körper muss sich erst an die neue Form der Belastung gewöhnen und seinen Rhythmus finden. Wenn Sie sich krank oder angeschlagen fühlen, dann sollten Sie sich in jedem Fall erst einmal auskurieren. Wenn Sie mit einem geschwächten Körper in Ihr Training starten, dann verteilen sich die Viren rasant in Ihrem Körper und die Krankheit wird noch schlimmer.

Beginnen Sie mit kurzen Intervallen, beim Ausdauersport wollen Sie Ihren Puls nicht zu sehr in die Höhe treiben, das gleichmäßige Training steht im Vordergrund. Darüber hinaus müssen Sie sich vor dem Beginn mit dem Sport damit auseinandersetzen, welche Sportarten Sie interessieren und welche aus Sicht der körperlichen Belastung zu Ihnen passen. Das Angebot ist vielseitig und weit gefächert. Sie können joggen, schwimmen, reiten, walken, Fahrrad fahren oder Spazieren gehen. Auch Teamsportarten sind denkbar. Selbstverständlich bietet es sich außerdem an, unterschiedliche Formen zu kombinieren. Sie müssen nicht fünfmal in der Woche joggen gehen. Es ist viel spannender und auch für Ihren Körper abwechslungsreicher, wenn Sie unterschiedliche Sportarten ausüben. So können Sie beispielsweise am Montag eine Runde Inlineskaten, am Dienstag gehen Sie mit einer befreundeten Person spazieren, am Mittwoch legen Sie einen Ruhetag ein oder entscheiden sich für ein Hiit, am Donnerstag gehen Sie schwimmen, am Freitag treffen Sie sich mit Freunden zum Wandern, am Samstag gehen Sie ins Fitnessstudio und am Sonntag ruhen Sie sich aus. Sie sollen den

Sport genießen und sich auf die körperliche Betätigung freuen. Dies wird schließlich viel Zeit in Ihrem täglichen Programm einnehmen und Sie werden Ihren Lebenswandel nur dauerhaft verändern, wenn Sie Lust auf Ihr Sportprogramm haben, dann können Sie es am Morgen gar nicht erwarten, die Laufschuhe anzuziehen und in die Natur zu verschwinden.

Neben Ihren persönlichen Vorlieben müssen Sie Ihr Sportprogramm auch auf Ihre körperlichen Möglichkeiten abstimmen. Wenn Sie bereits beschädigte Gelenke haben, dann werden Sie bestimmte Sportarten nicht mehr ausüben können. Dies ist im ersten Moment ein Rückschlag, doch versuchen Sie, trotzdem positiv an Ihr Training zu gehen und sich Übungen rauszusuchen, die Ihren Gelenken, Muskeln und Sehnen nicht schaden. Auch Ihre Psyche ist ein wichtiger Bestandteil Ihres Trainings. Nicht nur im Augenblick der anfänglichen Motivation, sondern auch auf lange Sicht. Sie werden bereits nach wenigen Sporteinheiten erkennen können, wie gut Ihnen Ihr neues Sportprogramm tut. Mit der Zeit steigern Sie die Dauer Ihrer Sporteinheiten, denn erst nach 30 Minuten des Ausdauertrainings kann der Sauerstoffüberschuss positive Folgen für Ihren Körper haben und somit Ihr Ausdauervermögen steigern.

Ausdauersport dient nicht dazu, Muskeln in großen Massen aufzubauen. Es wird vielmehr Ihre gesamte Fitness trainiert. Achten Sie darauf, vor jedem Training Ihre Muskeln und Sehnen zu dehnen, um Verletzungen vorzubeugen. Kombiniert mit Kraftübungen und einem abwechslungsreichen Training werden Sie es schaffen, Ihren Körper in persönliche Bestform zu bringen. Wenn Sie sich stark fühlen, dann hat dies auch Auswirkungen auf Ihre Psyche. Ein erhöhtes Selbstwertgefühl, mehr Energie und eine höhere Produktivität und Ausgeglichenheit im Alltag sind bei vielen Menschen deutlich zu erkennen, wenn Sie sich damit beschäftigen, ihrem Körper durch Sport und Ernährung Gutes zu tun.

Bodybuilding

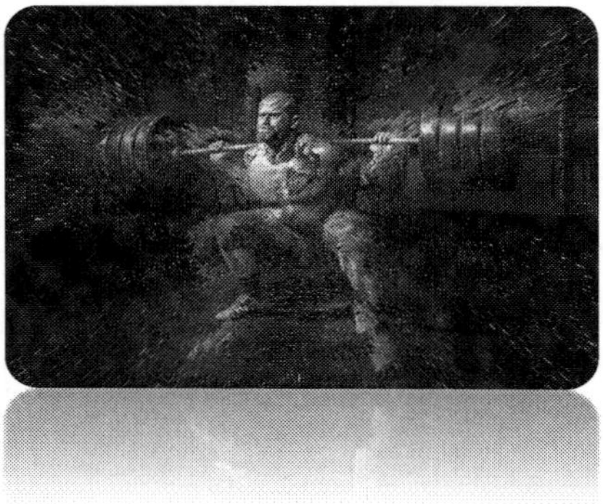

Das Bodybuilding befasst sich mit der Formung des Körpers. Im Mittelpunkt steht die Ästhetik. Es wird versucht, möglichst symmetrische Muskeln aufzubauen, die sich markant unter der Haut abzeichnen und nicht von Fettgewebe überdeckt werden. Die Muskeln sollen groß und schön sein, denn in den Wettbewerben zählt die Optik. Anders als beim reinen Kraftsport spielt die Leistung eine geringere Rolle. Wenn Sie auf der Bühne stehen und Ihre Muskeln präsentieren, dann ist es den Richtern vollkommen gleich, ob Sie Ihre Figur durch Gewichte von 40 oder 90 Kilogramm aufgebaut haben. Selbstverständlich fällt es leichter, mit einer guten Technik Muskeln aufzubauen, doch die Schwere der Gewichte wird von niemandem überprüft.

Beim Bodybuilding spielt nicht nur das Training eine große Rolle, sondern auch die Ernährung. Nur wer sich optimal ernährt, kann deutliche Erfolge feiern. Bodybuilding ist deshalb ein umfassendes Konzept. Neben der Ernährung und den Sporteinheiten sind auch die Schlafgewohnheiten und andere Lebensgewohnheiten von großer Bedeutung. Alkohol wirkt sich überaus negativ aus, somit fallen auch viele Partys weg. Wer sich fürs Bodybuilding entscheidet und dabei klare Ziele vor Augen hat, der entscheidet sich für einen vollkommen neuen Lifestyle. Die Sportler legen ihren Alltag so an, dass dieser Lebensstil mit der Familie und der Arbeit vereinbar ist. Dies weitet sich auf alle Freizeitbeschäftigungen aus.

Das Training durchläuft verschiedene Stadien, die aus Fettabbau und Muskelaufbau bestehen. Ihr Körper befindet sich in einem ständigen Wandel, denn es ist unmöglich, einen Zustand über einen langen Zeitraum hinweg zu erhalten. Ernährung und Sport werden vielseitig gestaltet und stets auf die konkreten Ziele einer Etappe ausgelegt. Während des Fettabbaus werden andere Übungen ausgeführt als im Zeitraum des Muskelaufbaus. Auch die Diät wird an die veränderten Bedürfnisse des Körpers und des Geistes angepasst. Bodybuilding hat nicht nur großen Einfluss auf den Körper einer Person, sondern bedarf einer starken Psyche. Wer sich als professioneller Bodybuilder seinen Lebensunterhalt finanzieren möchte, der muss stets am Ball bleiben, neue Herausforderungen annehmen und trotz aller Disziplin stets auf Rückfälle und Niederlagen eingestellt sein. Wettkämpfe sind äußerst hart, die Vorbereitungen laufen über Monate hinweg und trotzdem kann es stets sein, dass die eigenen Erwartungen nicht erfüllt werden.

Dennoch ist Bodybuilding eine Lebensform, die sich auch als Hobby auszahlt. Sie müssen nicht jedes Gramm Ihrer Nahrungsmittel abwiegen und ausrechnen, um deutliche Verbesserungen Ihrer Gesundheit und Ihrer Fitness erkennen zu können. Bodybuilding ist vielseitig und gesund, wenn Sie sich an natürlichem Bodybuilding versuchen. Seien Sie vorsichtig mit Präparaten und Nahrungsergänzungsmitteln, deren Zusammensetzung nicht vollkommen transparent ist. Viele Bodybuilder begehen den Fehler, schnelle Fortschritte sehen zu wollen und sich deshalb mit chemischen Mitteln aufzupumpen. Das ist jedoch ein großer Fehler, der sich zu einem späteren Zeitpunkt mit schweren bleibenden Schäden des Körpers deutlich zeigt. Konzentrieren Sie sich deshalb darauf, stets mit natürlichen Methoden zu trainieren und Ihre Ernährung an die Bedürfnisse Ihres Körpers anzupassen, ohne dabei auf dubiose Methoden zurückgreifen zu müssen. Sie können auch als Hobbybodybuilder große Veränderungen Ihres Körpers erreichen, vergessen Sie jedoch nicht, dass diese nur mit Disziplin und harter Arbeit möglich sind.

Energiebedarf

Der tägliche Energiebedarf sollte vorab berechnet werden um zu wissen wie viel man essen darf bzw. sollte.

Berechnung des Grundumsatzes:

Bei männlichen Erwachsenen

(13,707 x Gewicht in Kilogramm)
+ (492,3 x Größe in Metern)
- (6,673 x Alter in Jahren)
+77

Bei weiblichen Erwachsenen

(9,740 x Gewicht in Kilogramm)
+ (172,9 x Größe in Metern)
- (4,737 x Alter in Jahren)
+667

Zu der Berechnung des Energiebedarfs muss neben dem Grundumsatz auch die körperliche Aktivität berechnet werden. Diese wird durch den PAL-Wert ermittelt *(Physical Activity Level).*

• Wenig Sport • Überwiegend sitzende Tätigkeit • Kaum Bewegung	**1,4**
• Leichter Sport • Sitzende Tätigkeit • Moderate Aktivität	**1,6**
• Regelmäßiger Sport • Körperliche Tätigkeit • Intensive körperliche Aktivität	**1,7**
• Körperliche anstregende Tätigkeit • Intensive körperliche Aktivität	**2,0**

Grundumsatz x PAL-Wert =
täglicher Energiebedarf (kcal)

Der BMI berechnet sich folgendermaßen:

Körpergewicht in kg geteilt durch Körpergröße hoch 2.
Beispiel: Sie wiegen 80 kg bei einer Größe von 1,70 m. 1,70x1,70= 2,89. 80:2,89= 27,7 >BMI 28.

Die BMI-Klassifizierung laut WHO:

18,5-24,9 = Normalgewicht
25-29,9 = Übergewicht
30-34,9 = Adipositas (=Fettleibigkeit) Grad I
35-39,9 = Adipositas Grad II
Ab 40 = Adipositas Grad III.

Ziele setzen und Strategien planen

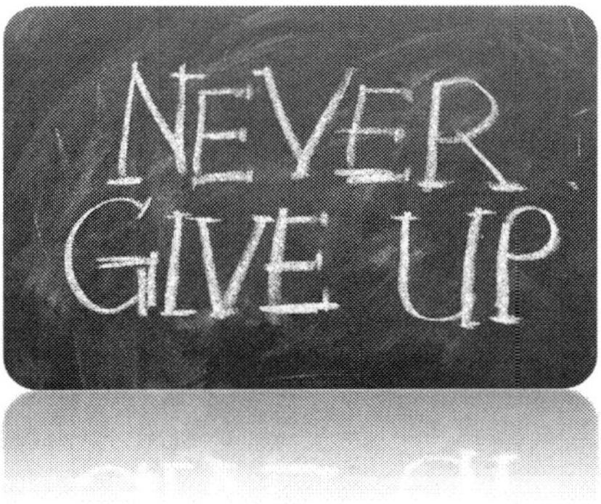

Wenn Sie sich dazu entschieden haben, mehr Fitness in Ihr Leben zu bringen, so sind damit sicherlich Ziele und Wünsche verbunden. Sie stellen gewisse Ansprüche an Ihr Training, Ihre Ernährung und Ihre alltäglichen Gewohnheiten, häufig geschieht dies jedoch ganz unterbewusst. Bevor Sie anfangen, zu trainieren und Ihre Ernährung umzustellen, müssen Sie sich darüber im Klaren sein, was Sie sich von diesem neuen Lebensabschnitt erwarten. Tun Sie dies nicht, so können Sie Erfolge nicht als solche identifizieren. Es kann schnell passieren, dass sich wieder ungesunde Gewohnheiten in Ihr Leben einschleichen und Sie dies nicht erkennen, weil Sie gar nicht genau wissen, was Sie eigentlich erreichen wollen.

Aus diesem Grund ist es mehr als wichtig, dass Sie Ihre Ziele klar definieren. Dies kann in Gedanken geschehen, es ist jedoch hilfreich, alles schriftlich festzuhalten. Achten Sie darauf, konkrete, realistische Ziele zu setzen. Wenn Sie utopische Ziele in Ihren Plan aufnehmen, dann sind Niederlagen und Frustration unvermeidbar. Sie werden das Gefühl haben, zu versagen, obwohl Sie eigentlich tolle Fortschritte machen. Sind Ihre Vorgaben konkret, so werden sie messbar und lassen sich leichter überprüfen. Ziele können zum Beispiel lauten:

"Ich möchte bis zu meinem Geburtstag fünf Kilogramm abnehmen" oder "Ich möchte im Sommer an einem 10 Kilometerlauf teilnehmen" Ihr Vorhaben kann auch rein gesundheitliche Gründe haben und weniger mit Ihrer Ästhetik zusammenhängen. Dann beispielsweise, wenn Sie bei der letzten ärztlichen Untersuchung schlechte Blutwerte hatten und entscheiden, dass Sie Ihr Leben nun endlich umkrempeln müssen, wenn Sie zu besserer Gesundheit zurückkehren wollen. Jedes Ziel ist legitim, solange es Ihren Körper nicht an seine Grenzen bringt oder gesundheitliche Risiken mit sich führen kann. Sortieren Sie Ihre Ziele, indem Sie eine Zeitlinie aufbauen. Sicherlich haben Sie kurzfristige Ziele und solche, die langfristig geplant werden.

Wenn Sie wissen, was Sie erreichen wollen, dann geht es an die Planung des "wie". Möchten Sie viele Muskeln aufbauen, weil Sie sich äußerlich verändern wollen, dann benötigen Sie eine andere Ernährung als jemand, der Gewicht verlieren möchte oder seinen Stoffwechsel aus gesundheitlichen Gründen versucht, anzukurbeln. Auch die Strategie sollte realistisch sein, denn wenn Sie für die nächsten drei Monate keine einzelnen Schritte planen, dann können Sie nicht davon ausgehen, dass Sie im vierten Monat plötzlich 5 Kilogramm abnehmen werden. Gehen Sie schrittweise vor und planen Sie auch ein, wie Sie Ihre Ziele nach deren Erreichen aufrechterhalten werden. Viele Personen begehen den Fehler, zwar ein klares Ziel vor Augen zu haben, jedoch nicht an die Zeit danach zu denken. Wenn Sie Ihr Traumgewicht erreicht haben, dann benötigen Sie einen Ernährungs- und Trainingsplan, um dieses Gewicht halten zu können. Ansonsten verfallen Sie schnell wieder in alte Gewohnheiten und dann schlägt der Yo-Yo-Effekt zu, ehe Sie so recht wissen, wie Ihnen geschieht.

Wenn Sie Ihre Ziele und Ihr Vorgehen planen, dann beschäftigen Sie sich automatisch eingehend mit der Materie. Sie überlegen, welche Sportart am besten zu Ihnen passen könnte, planen die Trainingseinheiten und stellen Essenspläne für die Ernährungsumstellung auf. Dadurch steigt die Motivation, denn Sie beginnen, immer mehr Informationen zu sammeln, andere Menschen aus Ihrem sozialen Umfeld mit ins Boot zu holen und sich auf die Veränderung in Ihrem Leben zu freuen, anstatt diese als Zwang oder Qual wahrzunehmen.

Sobald Sie mit Ihrem Vorhaben beginnen, gesund einkaufen, Sport treiben und auch ansonsten aktive Gewohnheiten in Ihren Alltag integrieren, wird Ihr Maß an Disziplin immer wichtiger. Sicher, hinter Ihren Aktionen steht auch Motivation, doch diese ist nicht gleichbleibend. Sie werden merken, dass Sie nach Erfolgserlebnissen am nächsten Tag noch motivierter an die Sache gehen. Mussten Sie jedoch eine Niederlage einstecken, so lässt die Motivation nach. Sie fangen an, Ihre Chancen auf Erfolg zu hinterfragen und an sich zu zweifeln. In diesen Momenten ist Ihre Disziplin und Willensstärke von größter Bedeutung, denn sie schaffen es, Sie über das Motivationstief hinwegzutragen. Viele Menschen beginnen eine Diät oder einen Trainingsplan motiviert, doch nur die, die tagtäglich mit viel Disziplin handeln, erreichen ihre Ziele. Der Weg zum Erfolg ist steinig und von Hindernissen geprägt, doch wenn Sie jeden Tag die Schritte in die richtige Richtung setzen, Herausforderungen annehmen und Versuchungen wiederstehen, dann werden Sie Ihre Ziele erreichen.

Häufige Fehler und mögliche Lösungen

Viele Menschen befassen sich bereits seit einem längeren Zeitraum mit gesunder Ernährung und Sport, können aber trotzdem nicht die gewünschten Erfolge feiern. Sie haben das Gefühl, auf der Stelle zu treten und kommen nicht voran. Damit Ihnen dies nicht passiert, haben wir in diesem Kapitel Fehler zusammengestellt, die viele Personen daran hindern, ihren Zielen näher zu kommen.

- **Die Trainingseinheiten sind zu lang:** Sie haben das Gefühl, sich stundenlang mehrmals die Woche im Fitnessstudio abzumühen und trotzdem stellen sich die gewünschten Fortschritte nicht ein? Dann trainieren Sie vielleicht zu lang. Versuchen Sie stattdessen, kurze Einheiten zu planen, in denen Sie jedoch alles geben und sich so richtig verausgaben. Wenn Sie sich zu lange abmühen, dann ermüden Ihre Muskeln und Sie können keine guten Leistungen mehr erbringen.

- **Sie joggen mehrmals die Woche und nehmen trotzdem nicht ab?** In diesem Fall können wir Ihnen raten, die Sportarten zu variieren. Joggen ist gut für den Herzkreislauf, Ihr Puls bleibt jedoch relativ niedrig. Bauen sie zum Beispiel ein Hiit ein, um Ihren Stoffwechsel und Kreislauf so richtig in Schwung zu bringen. Wechseln Sie unterschiedliche Sportarten ab, um die verschiedenen Muskelpartien optimal zu trainieren und keine Gelenke oder Sehnen zu überlasten.

- **Ein kleiner Schnupfen wird Sie nicht vom Training abhalten?** Verzichten Sie auf Sport, wenn Sie krank sind. Auch wenn Sie ansonsten keine Ausreden gelten lassen sollten, so ist bei einer Krankheit doch äußerste Vorsicht gefragt. Wenn Sie krank sind, dann ist Ihr Immunsystem damit beschäftigt, den Virus aus Ihrem Körper zu verbannen. Das benötigt viel Energie. Machen Sie Sport, so bringen Sie Ihren Blutkreislauf so richtig in Wallung, doch mit dem Sauerstoff, der zu den Zellen in Ihrem Körper transportiert wird, werden auch die Viren umhergewirbelt und verteilen sich in Ihrem gesamten Körper. Kurieren Sie sich deshalb lieber aus, ehe Sie wieder mit dem Training beginnen und passen Sie Ihre Ernährung an, indem Sie besonders viele Vitamine essen.

- **Sie fühlen sich schlapp?** Dann analysieren Sie am besten Ihre Alltagsgewohnheiten! Es bringt Ihnen nichts, wenn Sie zwar Sport treiben und auf Ihre Ernährung achten, ansonsten jedoch keinen geregelten Tagesablauf haben. Versuchen Sie, sich gesunde Schlafgewohnheiten anzueignen. Verzichten Sie darauf, vor dem Schlafengehen noch schnell Ihre Mails zu checken, sondern geben Sie Ihrem Gehirn stattdessen die Möglichkeit, herunterzufahren und sich zu regenerieren.

- **Sie haben häufig Kopfschmerzen und nehmen nicht ab?** Kontrollieren Sie, dass Sie genug Wasser trinken. Vielen Personen fällt es schwer, täglich ausreichend Flüssigkeit zu sich zu nehmen. Wenn Sie Sport treiben, dann schwitzen Sie und diese verlorene Flüssigkeit müssen Sie durch das Trinken von Wasser ausgleichen. Wenn Ihnen dies schwerfällt und Ihnen stilles Wasser zu langweilig ist, dann können Sie Ihre Getränke sehr leicht aufpeppen, indem Sie frische Früchte oder Gemüse und Kräuter in das Wasser geben. Ein paar Zitronenscheiben, frische Blaubeeren oder Pfirsichstückchen und das Wasser schmeckt gleich viel appetitlicher. Auch frische Kräuter aus dem Garten, kombiniert mit Gurkenscheiben, verfehlen ihre Wirkung nicht. Bereiten Sie sich verschiedene Getränke in der richtigen Menge vor, damit Sie Ihren Fortschritt über den Tag hinweg messen können und stets wissen, wie viel Flüssigkeit Sie noch zu sich nehmen müssen.

Ernährung

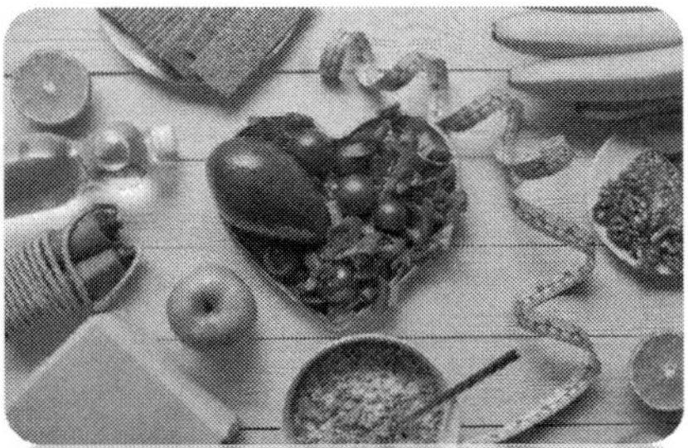

Neben Sport und gesunden Gewohnheiten, wie beispielsweise einer guten Schlafhygiene, nimmt die Ernährung einen hohen Stellenwert ein, wenn es um die Gesundheit Ihres Körpers und Ihrer Seele geht. Nahrungsmittel versorgen den Körper mit Energie. Diese wird durch die Bewältigung lebenswichtiger Prozesse verbraucht. Die Nahrungsmittel unterscheiden sich jedoch in ihrer Zusammensetzung und liefern unterschiedliche Formen von Energie, ebenso wie Mineralstoffe, Vitamine und andere Nährstoffe. Je nachdem, mit welcher Menge bestimmter Lebensmittel Sie Ihren Körper ernähren, unterscheidet sich auch seine Performance. Aus diesem Grund ist es überaus wichtig, zu wissen, wie sich die Nahrungsmittel zusammensetzen und welche Nährstoffe Ihr Körper in welchen Mengen benötigt, um die gesetzten Ziele zu erreichen.

Makronährstoffe sind Fette, Kohlenhydrate und Eiweiße. Sie bilden den Hauptbestandteil der Nahrungsmittel und entscheiden maßgeblich darüber, ob eine Person Gewicht verliert oder zunimmt, ob ihre Muskeln wachsen oder abgebaut werden.

Kohlenhydrate haben eine große Wirkung. Sie gelangen durch die Nahrung in den Körper und werden dort zu Zucker zerlegt. Dieser Zucker kann als direkte Energiequelle vom Körper verbraucht werden. Je nach Qualität und Art der Kohlenhydrate gelangen diese schneller oder langsamer in den Blutkreislauf. Einfache Kohlenhydrate lassen den Blutzuckerspiegel stark ansteigen und versorgen den Körper über einen kurzen Zeitraum hinweg mit viel Energie. Ein Beispiel ist Traubenzucker, welcher von vielen Schülern oder Studenten gerne während einer Klausur eingenommen wird. Er führt zu einem augenblicklichen Anstieg der Konzentrationsfähigkeit. Ist die Energie verbraucht, so sinkt der Blutzuckerspiegel rasant wieder. Die aus einfachen Kohlenhydraten freigesetzte Energie hat keinen langfristigen Wert und beeinflusst den Blutzuckerspiegel negativ. Ballaststoffe und komplexe Kohlenhydrate regen die Verdauung und somit auch den Stoffwechsel an. Sie werden langsamer gespalten und erreichen das Blut deshalb schrittweise. Diese Kohlenhydrate sind kostbar, denn sie liefern dem Körper über einen langen Zeitraum hinweg Energie und halten außerdem mehrere Stunden satt.

Eiweiße sind von großer Bedeutung, wenn es um das Muskelwachstum im Körper geht. Das Protein besteht aus Aminosäureketten, wobei es neun Ketten gibt, die der Körper nicht selbst herstellen kann. Es ist deshalb notwendig diese von außen zuzuführen. Dies geschieht durch die Nahrung. Eiweiße werden benötigt, um Hormone herzustellen, Gewebe im Körper aufzubauen und Enzyme zu bilden. Außerdem dienen sie als Transportstoffe. Sie sind ein wichtiger Bestandteil von Sehnen, Knochen, Haaren, Nägeln, Muskeln und Bändern. Aus diesem Grund sollte bei einer ausgewogenen Ernährung ein besonderes Augenmerk darauf gelegt werden, dass ausreichend gesunde Eiweißquellen verzehrt werden.

Fette sind ebenfalls eine wichtige Energiequelle für den Körper. Auch sie kommen in unterschiedlichen Formen vor. Gehärtete Fettsäuren können vom Körper nicht verwendet werden und treiben deshalb durch die Blutbahn. Auf ihrem Weg können sie Schaden anrichten und zu Herz-Kreislaufbeschwerden führen. Gesunde, ungehärtete Fette sind hingegen essenziell. Sie versorgen den Körper mit Energie und unterstützen auch andere wichtige Funktionen. Werden zu viele Fette mit der Nahrung aufgenommen, so lagern sich diese in Form von Fettgewebe ab. Dies trifft jedoch nicht nur auf Lipide zu, sondern ebenso auf Kohlenhydrate, die in großen Mengen gegessen werden.

Zu den Mikronährstoffen gehören Vitamine, sekundäre Stoffe aus Pflanzen und Mineralstoffe. Die Vitamine werden über die Nahrung aufgenommen und auch wenn es sich um verhältnismäßig kleine Mengen handelt, so ist die Wirkung doch sehr groß. Vitamin C hat beispielsweise antioxidative Eigenschaften und ist deshalb für den Stoffwechsel von großer Wichtigkeit. Eisen, Magnesium, Kalium, Zink und Chrom gehören zu den Mineralstoffen, die je nach Menge in Spuren- und Mengenelemente unterteilt werden. Auch sie übernehmen im menschlichen Körper wichtige Aufgaben.

Wird die Ernährung nicht optimal geplant, so kann es zu einem Nährstoffmangel kommen, welcher schwerwiegende Symptome mit sich führen kann. Die gesundheitlichen Folgen sind nicht zu unterschätzen, denn es kommt häufig zu Kopfschmerzen, Durchblutungsstörungen, Schwindel, Übelkeit oder Herzrasen. Auch anhaltende Energielosigkeit und Konzentrationsschwäche können Indizien für eine Unterversorgung sein. In diesem Fall sind ärztliche Untersuchungen notwendig, bei denen der auftretende Mangel aufgedeckt werden kann. Wenn Sie sich mit Ihrem Körper beschäftigen möchten und von nun an auf Ihre Ernährung und Ihr Sportprogramm achten wollen, dann bietet es sich an, einen Gesundheitscheck durchführen zu lassen. Auf diese Weise kennen Sie Ihre Blutwerte und wissen, welche Schwachstellen Ihr Körper möglicherweise hat und worauf Sie hinarbeiten müssen. Ihre Gesundheit sollte stets im Vordergrund stehen, das ist ebenfalls sehr wichtig für Menschen, die mit einer Diät beginnen möchten. Informieren Sie sich im Voraus eingehend darüber, welche Lebensmittel Sie während der Diät in welcher Menge zu sich nehmen werden und achten Sie sehr streng darauf, stets eine ausreichende Versorgung mit allen notwendigen Nährstoffen zu garantieren. Auf diese Weise lernen Sie, an Ihren Zielen zu arbeiten, ohne dabei Ihre Gesundheit aufs Spiel zu setzen. Ihre Planung sollte stets langfristig ausgerichtet sein.

Makronährstoffe

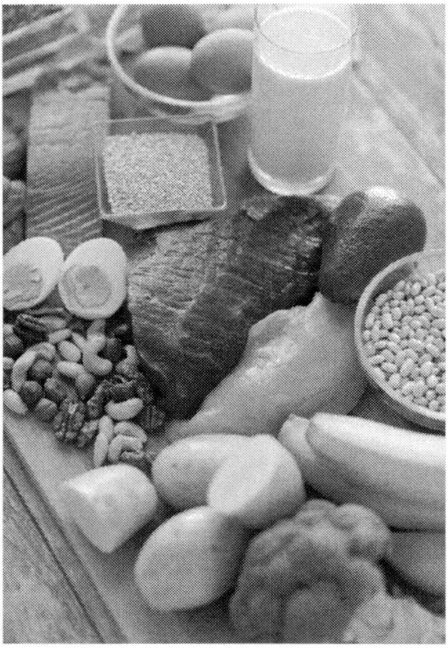

Die Makronährstoffe bestehen aus 3 Bestandteilen:

Kohlenhydrate

1 Gramm (g) Kohlenhydrate liefert ca. 4 Kilokalorien (kcal).

Kohlenhydrate eignen sich hervorragend für die Fitnessernährung. Vor dem Training füllen sie die Energiereserven und nach dem Sport in Form eines Post-Workout-Shakes die Regeneration und den Muskelaufbau.

Man unterscheidet bei den Kohlenhydraten zwischen kurzkettigen und langkettigen Kohlenhydrate.

Kurzkettige Kohlenhydrate	**Langkettige Kohlenhydrate**
Schnelle Energiequelle • Sättigt nicht so lange Kaum Spaltung durch Enzyme • Gelangen schnell an die Zellen **Gefahr:** Heißhungerattacken	Köper wird länger mit Energie versorgt • Sättigt länger Müssen erst durch die Enzyme gespaltet werden • Sind länger im Blut **Vorteil:** Kein Heißhunger

In Bezug auf die Kohlenhydrate ist der glykämischen Index wichtig. Dieser zeigt wie Kohlenhydrate auf den Blutzuckerspiegel wirken. Glukose dient als Referenzwert und der maximale Wert beträgt 100. Je höher der Wert ist, desto schneller geht der Blutzucker in die Höhe. Grundsätzlich ist zusagen, dass ein niedriger bis mittlere glykämischen Index ideal für die Sportlerernährung ist.

Lebensmittel (Glykämischer Index)	
Traubenzucker (100) Baguette (95) Honig (87) Cornflakes (81) Kartoffelpüree (85) Waffeln (76) Pommes (75) Weißbrot (73) Vollkornbrot (70) Zucker (68) Rote Bete (64) Roggenbrot (59)	Banane (58) Basmatireis (55) Haferflocken (55) Brauner Reis (55) Kartoffeln (50) Erbsen (48) Möhren (47) Pfirsich (42) Apfel (34) Vollkornnudeln (37) Linsen (30) Joghurt (27) Erdnüsse (14)

Eiweiß/Protein

1 g Eiweiß liefert ca. 4 kcal.

Die Aufnahme von Proteinen ist essenziel wichtig für den Körper. Sowohl zum Erhalt der Muskulatur , als auch zum Aufbau. **60 %** des Gesamtkörpereiweißes stecken in der Muskulatur. Es gibt verschiedene Meinungen wie viel Eiweiß der menschlichen Körper benötigt. Ein guter Richtwert sind zum Erhalt der Muskulatur 1 g pro Kilogramm Körpergewicht oder 15% der Gesamtenergiemenge.

Tabelle: Richtwerte der täglichen Proteinzufuhr

Muskelerhalt	1,0 g/kg Körpergewicht
Ausdauersportler	1,2 – 1,4 g/kg Körpergewicht
Kraftsportler	1,4 – 1,7 g/kg Körpergewicht
Weibliche Sporter	15% weniger als bei Männern

Wichtig bei den Proteineinnahmen ist die Qualität der Eiweißquelle! Je höher der Gehalt an essenziellen Aminosäuren *(=Aufspaltung der Eiweiße im Körper)*, desto höher ist die biologische Wertigkeit des Eiweißes.

Tabelle: Biologische Wertigkeit

Eiweißquellen	**Biologische Wertigkeit**
Whey Protein	104
Ei	100
Quark	98
Kartoffeln	95
Buchweizen	91
Eiklar	88
Milch	88
Rindfleisch	86
Schweinefleisch	84
Thunfisch	83
Geflügel	80
Käse	78-85
Casein	77
Quinoa	76
Lachs	75
Bohnen	72
Haferflocken	62
Weizenmehl	50-59
Sojabohnen	48

Interessant ist, dass man die biologische Wertigkeit durch Kombinationen der Lebensmittel steigern kann. Man kombiniert pflanzliche Eiweißquellen mit tierischen Proteinlieferanten.
Beispiel: Quinoa mit Thunfisch oder Kartoffeln mit Ei

Fett

1 g Fett liefert ca. 9 kcal.

Viele Sportler sind der Meinung das Fett schädlich für den Körper ist. Durch verschiedene Studien und durch die ketogenen Ernährung wurde dies jedoch widerlegt. Im Kapitel *„Ketogene Ernährung“ (S.76)* gehen wir nochmal intensiver auf die ketogene Diät ein. Wichtig ist, dass man die richtigen Fette zu sich nimmt. Einige Fettsäuren sind essenziell wichtig für unseren Körper und können durch die richtige Umsetzung *(ketogene Diät)* als eine wichtige Energiequelle dienen.

30% der täglichen Energiezufuhr sollte durch gesunde Fettsäuren gedeckt werden (mit Ausnahme der ketogenen Ernährung).

Omega – 3 und Omega – 6 Fettsäuren sind essenziel für den menschlichen Körper.

Tabelle: Unterschiede der Fettsäuren

Omega - 3	Omega - 6
Hemmt Entzündungen	Fördert Entzündungen
Beugt Krankheiten vor	Fördert Krankheiten
Fördert den Aufbau von Zellen	
Fördert die Regneration der Zellen	
Erhöht die Muskelproteinsynthese	

Wichtig ist den Verzehr von Omega – 6 zu verringern und die Zufuhr Von Omega – 3 Fettsäuren zu erhöhen

Tabelle: Wichtige Omega – 3 Fettsäuren

Lebensmittel	Omega – 3 – Fettsäuren/100 g
Leinsamenöl	53 g
Leinsamen	23 g
Hanföl	22 g
Chiasamen	18 g
Rapsöl	9 g
Hanfsamen	8 g
Sojaöl	7 g
Walnüsse	6 g
Thunfisch	4 g
Hering	4 g
Lachs	3,5 g

Gute Lebensmittel

In diesem Kapitel erhalten Sie eine ausführliche Liste der Lebensmittel, die Sie in jedem Fall in Ihre Ernährung integrieren sollten, wenn Sie Ihr Vorhaben erfolgreich in die Tat umsetzen möchten. Sie werden schnell erkennen, dass diese Liste überaus lang ist. Wenn Sie bisher Angst hatten, zahlreiche Lebensmittel aus Ihrem Alltag streichen zu müssen, so können Sie an dieser Stelle beruhigt aufatmen. Eine gesunde Ernährung bedeutet nämlich nicht, dass Sie von nun an auf leckeres Essen verzichten müssen. Die Rezepte in diesem Buch zeigen Ihnen, wie Sie die Nahrungsmittel kombinieren können, um köstliche Mahlzeiten zu zaubern. Sicherlich werden nicht nur Sie selbst, sondern auch Ihre gesamte Familie, begeistert von den Resultaten sein. Ganz zu schweigen von den körperlichen Veränderungen, die eine Ernährungsumstellung mit gesunden und abwechslungsreichen Rezepten mit sich bringt.

Avocado: Diese Frucht ist reich an gesunden Fettsäuren und enthält darüber hinaus Vitamin B6 und Vitamin E. Auf Grund ihres hohen Fettgehalts sollte die Avocado nicht zu oft gegessen werden, doch ein bis zwei Avocados in der Woche sind optimal. Die Kombinationsmöglichkeiten sind schier unendlich, denn die Frucht lässt sich sehr gut als Guacamole servieren, eignet sich jedoch auch als Zutat für Smoothies oder Salate.

Banane: Diese Frucht hält Sie auf Grund ihrer Ballaststoffe lange satt. Sie ist reich an Vitaminen und angenehm süß. Aus diesem Grund eignet sie sich hervorragend, um Smoothies noch reichhaltiger zu machen und unterschiedliche Speisen zu süßen. Die komplexen Kohlenhydrate spenden Ihnen lange Energie und deshalb eignet sich eine Banane auch hervorragend als Snack einige Zeit vor dem Workout oder nach der Trainingseinheit. Auf Grund seines hohen Fruchtzuckergehalts eignen sich Bananen jedoch nicht, wenn Sie Gewicht verlieren möchten. Greifen Sie in diesem Fall lieber zu wasserhaltigen Früchten mit wenig Fruchtzucker.

Beeren: Ob Brombeeren, Himbeeren, Erdbeeren, Johannisbeeren oder Stachelbeeren – versuchen Sie, diese kleinen Vitaminbomben so oft wie möglich zu essen. Sie können Sie in Ihr Müsli geben oder aber mit Protein-Pfannkuchen kombinieren und für die Zubereitung von Smoothies verwenden. Die kleinen Beeren sind voll von Anthocyanen, welche die Zellen schützen.

Brokkoli: Dieser Kohl ist eine hervorragende Quelle für Ballaststoffe. Diese regen die Verdauung an und sorgen für ein langanhaltendes Sättigungsgefühl. Brokkoli ist kalorien- und kohlenhydratarm und eignet sich deshalb sehr gut für eine Diät. Das in Brokkoli enthaltene Beta Carotin stimuliert das Zellenwachstum, was besonders in der Phase des Muskelaufbaus sehr von Vorteil ist.

Brunnenkresse: Dieses Kraut findet in der Küche viel zu selten Verwendung. Es ist reich an Eisen und enthält darüber hinaus viel Vitamin C. Diese Eigenschaften verleihen der Brunnenkresse eine antioxidative Wirkung, welche die Zellen, darunter auch die Muskelzellen, vor Schäden schützt. Das Kraut lässt sich wunderbar mit Quark verrühren oder in einem Salat servieren.

Chia-Samen: Diese kleinen unscheinbaren Samen sind reich an Nährstoffen und eignen sich deshalb sehr gut für die gesunde Ernährung eines Menschen, der sich mit Fitness beschäftigt. Sie können die Samen in Buttermilch oder Saft quellen lassen, um Desserts zuzubereiten. Die

Ballaststoffe der Samen kurbeln die Verdauung an und halten lange satt. Schon ein kleiner Snack mit Chia-Samen überbrückt deshalb problemlos einen langen Nachmittag auf der Arbeit.

Chicorée: Er enthält viele Bitterstoffe, die den Stoffwechsel anregen. Das macht ihn zu einem Lebensmittel, das während einer Diät sehr willkommen ist. In Salat lässt er sich wunderbar mit anderem Gemüse kombinieren, um den starken bitteren Geschmack etwas abzuschwächen.

Eier: Hühnereier haben eine sehr hohe biologische Wertigkeit und können deshalb von dem Organismus gut verarbeitet und aufgenommen werden. Eier haben einen hohen Eiweiß- und Vitamingehalt und sind deshalb aus einer ausgewogenen Ernährung nicht wegzudenken. Sie unterstützen den Muskelaufbau im Körper und halten darüber hinaus lange satt. Wenn Sie beispielsweise ein Omelett am Morgen essen, dann können Sie problemlos bis zum nächsten gesunden Snack durchhalten und es überkommen Sie keine plötzlichen Heißhungerattacken.

Geflügel: Huhn, Pute, Gans und Ente eignen sich sehr gut als Eiweißquelle. Ihr Fleisch ist mager und enthält das wichtige Vitamin B6, welches den Stoffwechsel der Aminosäuren positiv beeinflusst. Wenn Sie nur geringe Mengen an Kohlenhydraten zu sich nehmen, dann benötigt Ihr Körper umso mehr Eiweiß. Geflügel ist hierfür optimal als Quelle geeignet. Achten Sie jedoch darauf, dass die Tiere unter guten Bedingungen aufgezogen wurden. Auf diese Weise können Sie sicherstellen, dass keine unerwünschten Stoffe in Ihrem Körper landen und die Tiere kein unnötiges Fett angesetzt haben, welches letztendlich in Ihrem Organismus landet.

Grüner Tee: Der Tee hat eine ähnliche Wirkung wie Kaffee, geht dabei jedoch viel schonender und sanfter vor. Er regt den Stoffwechsel an und fördert somit auch die Fettverbrennung in den Zellen. Der Tee hat darüber hinaus eine antioxidative Wirkung und hilft dabei, das Fettgewebe zu verringern, sodass die hart erarbeiteten Muskeln besser zu sehen sind.

Haferlocken: Sie versorgen Ihren Körper mit vielen Ballaststoffen, sind reich an Protein, komplexen Kohlenhydraten und anderen Nährstoffen. Haferflocken eignen sich besonders gut als Frühstück. Sie geben Ihnen den perfekten Start in den Tag, versorgen Sie mit Energie und halten lange satt. Sie können Haferflocken jedoch auch benutzen, um Ihre Brote zu verfeinern oder einen Smoothie noch nahrhafter zu machen. Kernige Haferflocken sind sehr gut für die Verdauung.

Harzer Käse: Nicht alle Käsesorten sind für eine ausgewogene Diät geeignet. So mancher Käse enthält sehr viele Fette und viel Salz. Doch Harzer Roller ist reich an Proteinen und hat gleichzeitig einen sehr geringen Fettgehalt. Der Käse hat keine Kohlenhydrate und deshalb sehr wenig Kalorien. Er eignet sich als Belag für Vollkornbrot, beispielsweise am Abend.

Hirse: Hirse ist reich an Vitamin B6 und Magnesium und unterstützt damit die Funktionstüchtigkeit der Muskelzellen und die Regeneration nach einem harten Workout. Sie ist reich an komplexen Kohlenhydraten, die langsam gespalten und in den Blutkreislauf aufgenommen werden. Aus diesem Grund eignet sich Hirse sehr gut als Beilage zu Gemüse und Fleisch, um gesunde Mahlzeiten zu ergänzen.

Ingwer: Die Wurzel ist ein aromatisches Gewürz, welches vor allem in der asiatischen Küche häufig eingesetzt wird. Doch kaum einem ist bekannt, dass Ingwer neben seiner positiven Wirkung auf das Immunsystem auch die Durchblutung in den Muskeln vorantreibt. Es hilft dabei, dass Laktat im Muskelgewebe abgebaut wird. Dies wiederum bereitet Ihren Körper auf die nächste Trainingseinheit vor.

Kaffee: Das Koffein gibt Ihrer Durchblutung einen wahren Kick. Wenn Sie kurze Zeit vor Ihrem Workout einen Kaffee trinken, dann wird Ihre Trainingseinheit noch energischer und Sie können sich deutlich besser konzentrieren. Verzichten Sie jedoch auf Zucker, da dieser ungesunde Folgen für Ihren Körper mit sich bringt.

Kalbsleber: Es handelt sich um ein Lebensmittel, welches Sie nicht täglich zu sich nehmen werde, doch ab und an eine Kalbsleber, das ist gut für Ihren Muskelaufbau. Die Leber enthält viel Vitamin B5, welches die Aminosäuren in Ihrem Körper freisetzt. Darüber hinaus heizt dieses Vitamin auch Ihren Fettstoffwechsel an, sodass Sie mehr Fettgewebe abbauen, während Ihre Muskeln wachsen. Dieses zarte Fleisch ist außerdem eine sehr gute Eiweißquelle.

Kerne und Samen: Kürbiskerne, Sonnenblumenkerne, Leinsamen und Co. sind reich an gesunden Fettsäuren und enthalten darüber hinaus wertvolle Mineralstoffe. Sie eignen sich als Topping für das Frühstück oder einen Salat, können in Smoothies püriert werden oder selbstgebackene Vollkornbrote verfeinern. Auch als Snack für zwischendurch eignen sich Samen und Kerne ausgezeichnet, denn sie helfen auf gesunde Weise über den kleinen Hunger hinweg.

Kidneybohnen: Sie sind sehr beliebt in Salaten, lassen sich jedoch sogar in eine gesunde Süßspeise verwandeln, wenn sie mit den richtigen Zutaten kombiniert werden. Bohnen sind reich an Ballaststoffen und Eiweißen und eignen sich deshalb ausgezeichnet für eine Ernährung, bei welcher Muskelmasse aufgebaut werden soll. Sie halten lange satt, was Sie perfekt für eine Diät macht.

Kiwi: Dieses Obst ist reich an Vitamin C und deshalb die perfekte Ergänzung in der Diät eines Sportlers. Kiwis passen perfekt in Smoothies, Säfte oder auch einfach kleingeschnitten ins Müsli.

Knäckebrot: Es ist reich an Ballaststoffen, enthält jedoch wenig leere Kohlenhydrate und Fett. Aus diesem Grund eignet es sich besonders gut als Brot während einer Diätphase. Kombinieren Sie es doch mit Räucherlachs oder Quark, um ein gesundes und leckeres Frühstück oder Abendessen zu kreieren.

Mango: Diese exotische Frucht enthält viel Vitamin C und Beta-Karotin. In einer ausgewogenen Sportlerernährung sollte frisches Obst nie fehlen. Mangos bestechen durch ihren süßen, frischen Geschmack und lassen sich wunderbar in Salate, Müslis oder Smoothies integrieren.

Lachs: Auch dieser Fisch ist eine ausgesprochen gute Eiweißquelle, die recht fettarm ist. Das Protein von Fisch wird langsamer verdaut als das von Geflügel oder Rindfleisch, aus diesem Grund werden Sie nach einem Fischgericht deutlich länger satt sein. Lachs enthält einen hohen Wert an wertvollen Omega-3-Fettsäuren, die sich positiv auf die Leistung Ihres Gehirns auswirken. Außerdem haben sie Einfluss auf Ihren Blutkreislauf. Besonders für Sportler ist es von großer Wichtigkeit, den Blutkreislauf so gesund wie irgend möglich zu halten, damit der Körper gut durchblutet wird und das Risiko von Herz-Kreislauferkrankungen sinkt.

Milchprodukte: Kuhmilch wird von einigen Menschen nicht gut vertragen, wenn Sie zu diesen Personen gehören, dann können Sie auf Alternativen ausweichen. Ansonsten ist Milch jedoch eine gute Eiweißquelle. Sie eignet sich besonders gut als Getränk nach dem Sport, da sie eine regenerierende Wirkung hat. Griechischer Joghurt, Magerquark und Hüttenkäse sind ebenfalls Milchprodukte, die von vielen Sportlern konsumiert werden. Sie lassen sich in den unterschiedlichsten Formen zubereiten und sind nicht nur reich an Proteinen, sondern auch noch äußerst schmackhaft. Naturjoghurt ist sehr gut für die Darmflora und wer eine funktionierende Verdauung hat, der kann die Nährstoffe, die er durch die Nahrung zu sich nimmt, sehr viel besser verwerten. Buttermilch enthält viel Eiweiß und Kalzium und lässt sich wunderbar in Smoothies oder über das Vollkornmüsli geben.

Müsli: Ein Müsli aus Körnern, Samen, Nüssen und Kernen ist reich an wichtigen Nährstoffen und versorgt Ihren Körper mit Energie für den gesamten Tag. Achten Sie darauf, dass es sich um gutes Müsli mit Vollkorn handelt, die komplexen Kohlenhydrate lassen sich nicht so schnell aufspalten und gelangen nach und nach in den Blutkreislauf. Achten Sie darauf, dass dem Müsli keine Süßstoffe zugeführt wurden, diese würden die positiven Eigenschaften des Müslis nur negativ beeinflussen. Essen Sie das Müsli beispielsweise mit Buttermilch und frischen Früchten, um ihm eine angenehme Süße zu verleihen.

Nüsse: Auch sie haben einen hohen Anteil an Eiweißen und sind außerdem reich an gesunden Fettsäuren. Besonders, wenn Sie sich in der Aufbauphase befinden und Muskelmasse gewinnen möchten, dann kommen Sie an Nüssen und Erdnüssen, die botanisch gesehen zu den Hülsenfrüchten gehören, nicht vorbei. Viele Sportler greifen gerne zu Nussbutter, achten Sie jedoch darauf, dass dieser keine Zusatzstoffe zugeführt wurden. Reine Erdnuss- oder Nussbutter ist ein grandioser Snack für zwischendurch.

Oliven: Sie sind reich an gesunden Fettsäuren und eignen sich deshalb sehr gut, um eine gesunde Ernährung zu ergänzen und zu vervollständigen. Als Snack oder Topping eines Salats sind sie äußerst schmackhaft.

Olivenöl: Dieses Öl ist reich an gesunden Fettsäuren und eignet sich deshalb, zusammen mit Samenölen, sehr gut, um Salatdressings zuzubereiten. Achten Sie darauf, auf gehärtete Fette zu verzichten, wenn Sie einen wirklichen Fortschritt Ihrer Diät beobachten können möchten.

Pistazien: Diese Nüsse sind reich an Kalium und Eiweiß. Aus diesem Grund eignen sie sich hervorragend als Topping auf einem Salat, Zusatz in einem Smoothie oder auch einfach als Snack für Zwischendurch. Sie versorgen den Körper mit Energie und machen damit ein intensives Training möglich.

Quinoa: Diese Pflanze aus Südamerika ist ein wahres Wunder. Sie lässt sich vielseitig einsetzen, sei es als Beilage in einem Salat oder als Bestandteil eines Desserts. Darüber hinaus ist sie reich an wichtigen Aminosäuren und da es sich um keine Getreidesorte handelt, enthält sie kein Gluten. Sie lässt den Blutzucker nur sehr langsam ansteigen und führt deshalb keine Heißhungerattacken herbei.

Rindfleisch: Ein Steak mit guter Qualität ist sehr gut für den Körper, denn es enthält sowohl Vitamin B12 als auch Eisen. Diese Stoffe unterstützen das Zellenwachstum und somit auch das Wachstum der Muskelzellen. Achten Sie jedoch darauf, nicht zu oft rotes Fleisch zu essen, da es viele gehärtete Fettsäuren enthält, die sich wiederum schädlich auf den Organismus auswirken kann.

Schokolade: dunkle Schokolade mit einem Kakaoanteil von mindestens 75 Prozent enthält antioxidative Flavonoide. Sie ist deshalb sehr gut geeignet als kleiner Snack oder als Zutat für ein süßes Dessert. Achten Sie darauf, dass der Schokolade möglichst kein Zucker hinzugefügt wurde.

Sojabohnen: Sie werden besonders häufig als Zutat für Fleischsubstitute verwendet, eignen sich jedoch auch sehr gut als Beilage. Sojabohnen sind reich an Kalium und enthalten darüber hinaus viele Aminosäuren. Sie haben eine hohe biologische Wertigkeit und können mit diesen Eigenschaften durchaus auch eine Fleischportion ersetzen.

Spinat: Es handelt sich um ein Gemüse, welches die Diät mit Folsäure und Karotinoiden ergänzt. Spinat hat wenig Kohlenhydrate und viel Flüssigkeit und eignet sich deshalb hervorragend als Beilage oder Zutat in einem Salat. Die Ballaststoffe dieses Gemüses regen die Verdauung an und halten lange satt.

Thunfisch: Dieser Fisch ist reich an Mineralstoffen und Vitaminen und eignet sich deshalb als gute Eiweißquelle, wenn Sie eine ausgewogene Ernährung anstreben und Ihre Muskeln aufbauen möchten. In Dosen ist er außerdem lange haltbar. Achten Sie jedoch darauf, dass der Fisch in seinem eigenen Saft oder in Olivenöl eingelegt ist, da andere Öle häufig gehärtete Fettsäuren enthalten. Thunfisch kann Giftstoffe aus den Meeren enthalten und sollte deshalb nicht in großen Mengen verzehrt werden.

Vollkornbrot: Ein Roggen- oder Dinkelvollkornbrot ist reich an komplexen Kohlenhydraten und liefert Ihrem Körper deshalb über einen langen Zeitraum hinweg Energie. Der hohe Ballaststoffgehalt dieser Brote stellt sicher, dass Sie lange satt bleiben. Sie können sich die Brote problemlos selber backen oder aber in der Bäckerei Ihres Vertrauens kaufen. Achten Sie darauf, dass keine ungesunden Zutaten wie Zucker oder Weizenmehl in die Produkte gelangen, da diese die gesunden Eigenschaften der Brote aufheben würden. Bestreichen Sie das Brot mit Quark und Kresse oder belegen Sie es mit Obst oder Fisch, um ein köstliches Abendessen zu zaubern.

Vollkornreis: Er hat langkettige Kohlenhydrate, die der Körper langsam aufspaltet. Aus diesem Grund liefert er über einen langen Zeitraum hinweg Energie und eignet sich deshalb sehr gut für eine ausgewogene Ernährung in einer Muskelaufbauphase. Reis lässt sich mit beinahe allen Lebensmitteln kombinieren und ist somit die perfekte Beilage.

Wasser: Stellen Sie sicher, dass Sie täglich genug Wasser trinken. Besonders dann, wenn Sie durch intensive Sporteinheiten viel Wasser durch den Schweiß verlieren, dann ist es wichtig, dass Sie Ihren Wasserhaushalt im Körper im Gleichgewicht behalten. Der Organismus benötigt Wasser, damit die unterschiedlichen Vorgänge in ihm ungehindert funktionieren können. Trinken Sie nicht ausreichend Flüssigkeit, so fährt Ihr Körper wichtige Funktionen zurück, um sich zu schützen. Ihr Stoffwechsel wird dadurch beeinträchtigt und Sie verlieren weniger schnell an Gewicht. Auch für das Muskelgewebe ist das Vorhandensein von ausreichend Wasser von großer Wichtigkeit.

Sie haben in diesem Kapitel 37 Lebensmittel kennengelernt, die besonders gesund sind und Sie bei Ihrem Vorhaben von einer fitteren Zukunft aktiv unterstützen. Neben Salaten gehören hierzu gesunde Eiweißquellen und unterschiedliche Kerne und Samen. Sie haben außerdem gelernt, auf welche Kohlenhydratquellen Sie ausweichen können, um keine leeren Kalorien mehr zu sich zu nehmen. Vergessen Sie nicht, dass Sie Ihre Gesundheit und die Fortschritte in Ihrem Vorhaben mit Ihrer Ernährung maßgeblich beeinflussen. So gut Sie auch trainieren und wie sehr Sie sich auch im Fitnessstudio oder zu Hause verausgaben, wenn Sie sich schlecht ernähren, dann werden sich trotzdem keine Muskeln zeigen. Fügen Sie deshalb die Ernährung und die Sporteinheiten optimal zusammen, denn dann können Sie bestmögliche Ergebnisse erzielen.

Schlechte Lebensmittel

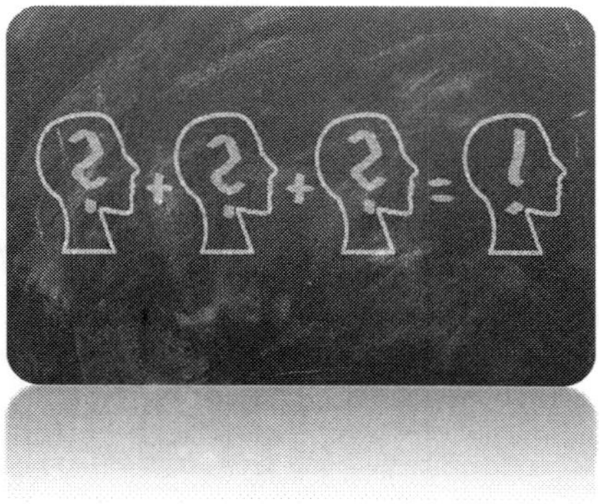

Sie haben im letzten Kapitel detaillierte Informationen über die Lebensmittel erhalten, die Ihren Muskelaufbau vorantreiben und deshalb im Alltag eines Sportlers nicht fehlen dürfen. Diese Liste ist sehr lang und Sie haben sicherlich selbst erkannt, wie vielfältig und ausgewogen Ihre Ernährung sein wird, wenn Sie sich an den unterschiedlichen Nahrungsmitteln orientieren. Es gibt jedoch auch eine Gruppe von Lebensmitteln, auf die Sie verzichten sollten. Dies gilt nicht nur für Profisportler und solche, die es werden möchten. Diese Nahrungsmittel sind aus unterschiedlichen Gründen gesundheitsschädlich und haben deshalb in einer ausgewogenen Ernährung nichts zu suchen. Leider handelt es sich dabei um genau die Nahrungsmittel, die uns bei dem Gang durch den Supermarkt wie von selbst in den Einkaufswagen springen möchten. Sie grinsen uns aus Backwarengeschäften und von den Plakaten der Fastfoodketten entgegen und sind deshalb schwer zu umgehen. Wenn Sie sich in einem strengen Ernährungsprogramm befinden und klare Ziele vor Augen haben, dann dürfen Sie sich keine Ausnahmen genehmigen, denn diese werfen Sie deutlich zurück und entfernen Sie ein gutes Stück von Ihrem

Vorhaben. Dies ist besonders dann sehr bedauerlich, wenn Sie für Ihre Erfolge, und mögen Sie noch so klein sein, hart gearbeitet haben. Lassen Sie sich deshalb nicht verleiten, egal wie verlockend ein Schluck kalte Cola oder ein Bissen des Hamburgers sein mögen. Lernen Sie, stattdessen auf gesunde Alternativen umzusteigen. Auf diese Weise müssen Sie nicht auf das Geschmackserlebnis eines Hamburgers oder eines Kuchens verzichten, wissen jedoch, dass es sich dabei um gesunde Nahrungsmittel handelt, die Sie in Ihrem Vorhaben von einem fitteren, durchtrainierten Körper, unterstützen und weiter vorantreiben.

An dieser Stelle erhalten Sie einen Überblick der Lebensmittel, um die Sie einen großen Bogen machen sollten:

Alkohol: Er ist das einzige Lebensmittel, welches den Muskelaufbau aktiv stört. Durch den Konsum von Alkohol, sei es in Form von Cocktails oder in Desserts, verändert sich der Hormonspiegel im Körper. Dies hat zur Folge, dass Fette gespeichert werden und der Aufbau der Muskeln für einen Zeitraum gestoppt wird. Alkohol enthält außerdem große Mengen an Kalorien. Darüber hinaus hindert der Alkohol den Körper daran, sich im Schlaf zu regenerieren, was ebenfalls äußerst wichtig für den korrekten Aufbau der Muskeln ist. Aus diesen Gründen sollte ein Mensch, der sich in der Muskelaufbauphase befindet und seinen Alltag gesund gestalten möchte, einen großen Bogen um Alkohol machen. Profisportler können unschwer erkennen, wie der Konsum von Alkohol ihre Performance behindert. Das liegt daran, dass der Körper viel Energie benötigt, um sich von den schädlichen Giftstoffen des Alkohols zu befreien. Diese Energie kann deshalb nicht in den Muskeln ankommen, solange sich noch Alkohol im Organismus befindet.

Fastfood: In den Fastfoodketten werden meist billige Zutaten verwendet. Die Grundzutaten sind nicht frisch und werden in Windeseile frittiert. Bei dem Frittieröl handelt es sich um gehärtete Fettsäuren, die negative Auswirkungen auf den Muskelaufbau haben. Darüber hinaus sind Fastfood Produkte meist mit schlechten Kohlenhydraten verbunden, hierzu gehört beispielsweise die Portion Pommes oder das Hamburgerbrötchen. Gegen das Fleisch und den Salat des Burgers ist nichts einzuwenden, doch durch den Speck, den Käse und das Brötchen wird der Hamburger schnell zu einer Kombination, die für den Muskelaufbau in Ihrem Körper keineswegs förderlich ist.

Fertigprodukte: Sie sind oft die schnelle Lösung am Feierabend nach einem anstrengenden Arbeitstag, doch Fertigprodukte sind in keinem Fall die richtige Lösung. Sie können den Herstellungsprozess der Lebensmittel nicht durchschauen und auch auf die Qualität der Zutaten haben Sie keinerlei Einfluss. Oft werden Produkte eingekocht, bei diesem Prozess gehen wichtige Vitamine verloren. Außerdem werden Fertigprodukte häufig frittiert, hierzu werden sie in Weizenmehl gewälzt und anschließend in heißem Öl gegart. Die Fette sind gehärtet und haben aus diesem Grund negative Folgen für den Muskelaufbau und die Performance des Körpers. Darüber hinaus saugt sich das Weizenmehl, welches an und für sich bereits keine gute Zutat ist, mit dem Öl voll. Die Produkte sind fettig und ungesund und somit keine geeignete Lösung. Suchen Sie sich Alternativen für Feierabende, an denen Sie wenig Lust zum Kochen haben. Sie können beispielsweise vorkochen und Portionen einfrieren, so haben Sie immer schnell etwas zur Hand und wissen genau, was in Ihren Mahlzeiten steckt und wie diese zubereitet wurden.

Fruchtsäfte: Auch wenn Obst reich an Vitaminen ist und deshalb durchaus in eine ausgewogene Ernährung gehört, ist bei abgepackten Fruchtsäften Vorsicht geboten. In den meisten Fällen handelt es sich nicht um natürlichen Fruchtsaft, stattdessen werden Fruchtpüree und Wasser mit unterschiedlichen Süßungsmitteln versetzt, um sie noch schmackhafter zu machen. Der Zucker ist jedoch schädlich für den Organismus, denn er führt zu Schwankungen des Blutzuckerspiegels. Darüber hinaus werden durch den Prozess der Herstellung viele Vitamine der Früchte zerstört, diese wären wichtig für den Körper. Lassen Sie deshalb besser die Finger von abgepackten Säften und versuchen Sie, das Obst frisch zu essen oder es selber zu entsaften.

Gehärtete Fettsäuren: Es handelt sich um Fettsäuren, die sich beispielsweise in Frittierfetten oder Margarinen verstecken. Sie können vom Körper nicht verarbeitet werden, sondern werden stattdessen im Fettgewebe gespeichert oder schwimmen durch Ihre Blutbahn und können dabei zu Herz-Kreislauferkrankungen führen. Beides hat für einen Profisportler verheerende Folgen, denn Sie möchten nicht, dass Ihre Performance leidet, weil Ihre Blutgefäße beschädigt sind und Sie möchten ebenso wenig, dass Ihre hart erarbeiteten Muskeln unter einer Schicht aus Fettreserven verschwinden. Lassen Sie deshalb die Finger von diesen Fettsäuren und greifen Sie zu gesunden Produkten aus ungehärteten Fetten.

Isotonische Getränke: In der Werbung für isotonische Getränke tauchen stets Profisportler auf. In der Realität handelt es sich jedoch um Getränke, die rausgeschmissenes Geld sind. Wenn Sie sehr viel Ausdauersport treiben, so können Sie gelegentlich zu diesen Getränken greifen, denn wenn Sie schwitzen, dann verlieren Sie dabei nicht nur Wasser, sondern auch Mikronährstoffe. Diese werden in Form von Mineralstoffen in den isotonischen Getränken zur Verfügung gestellt. Der hohe Zuckergehalt dieser Flüssigkeit versorgt Ihren Organismus mit Energie, die er innerhalb kurzer Zeit aufnehmen kann. Wenn Sie Kraftsport machen, um Ihre Muskeln aufzubauen, dann reicht Wasser jedoch vollkommen aus. Greifen Sie lieber zu einem Eiweißshake, der das Muskelwachstum unterstützt, anstatt Ihr Geld für isotonische Getränke auszugeben.

Lightprodukte: Diese Produkte erscheinen auf den ersten Blick sehr verlockend, denn sie sind lecker und täuschen eine Mahlzeit vor, haben jedoch nur wenige Kalorien. Damit diese Getränke und Shakes lecker schmecken, werden sie jedoch mit zahlreichen künstlichen Aromen und Süßungsmitteln versetzt. Sie führen Ihrem Körper Chemie zu und durch den süßen Geschmack denkt Ihr Organismus, dass es sich um ein zuckerhaltiges Getränk handelt. Der Energieschub bleibt jedoch aus, der Blutzuckerspiegel fällt innerhalb kurzer Zeit ab und die Folge sind unerwünschte Heißhungerattacken.

Softdrinks und Limonaden: Cola, Fanta und Co. sind nicht nur reich an Zucker, sondern strotzen auch vor künstlichen Aromen und Farbstoffen. In diesen Getränken befindet sich keinerlei Mehrwert für Ihren Organismus. Ähnlich wie bei Süßigkeiten erfahren Sie einen kurzzeitigen Energiekick, wenn der Zucker in Ihren Blutkreislauf strömt. Im nächsten Augenblick spüren Sie jedoch bereits, wie die Energie ebenso schnell wieder verschwindet.

Süßigkeiten: Wenn Sie viel Zucker zu sich nehmen, dann erleben Sie starke Schwankungen des Blutzuckerspiegels. Nach einem Schokoriegel fühlen Sie sich zwar kurze Zeit energiegeladen, doch kurz darauf sinkt der Blutzucker und Sie fühlen sich müder denn je. Diese starken Schwankungen bringen Ihren gesamten Körper durcheinander und können auf lange Sicht sogar zu Diabetes führen. Darüber hinaus enthalten Süßigkeiten zwar viel kurzzeitige Energie, jedoch keinerlei Nährstoffe. Sie fördern Ihren Muskelaufbau deshalb in keinerlei Hinsicht.

Weizenmehl: Es enthält viele einfache Kohlenhydrate, die im Körper sofort in Zucker umgewandelt und durch die Darmwände in den Blutkreislauf gelangen. Der Blutzuckerspiegel schnellt dadurch in die Höhe, nur um kurze Zeit später ebenso schnell wieder zu sinken. Die starken Schwankungen führen zu Heißhungerattacken und darüber hinaus fördern die kurzkettigen Kohlenhydrate die Speicherung von Fett im Körper. Zu finden ist das Weizenmehl in Nudeln und Backwaren, doch auch weißer Reis hat ähnliche Auswirkungen auf den Blutzuckerspiegel und ist deshalb nicht förderlich für den Muskelaufbau. Versuchen Sie stattdessen, zu Vollkornprodukten zu greifen. Die komplexen Kohlenhydrate werden im Körper langsamer gespalten und versorgen den Organismus über einen deutlich längeren Zeitraum hinweg mit Energie. Darüber hinaus enthalten sie wichtige Mikronährstoffe, welche für den Aufbau von Muskeln benötigt werden.

Sie wissen nun bestens Bescheid, welche Lebensmittel in Ihrem Ernährungsplan nicht vorkommen sollten.
Selbstverständlich ist es nicht immer einfach, sich an diese Vorgaben zu halten. Unter normalen Umständen ist es kein Problem, wenn Sie ab und an eine Ausnahme machen und sich beispielsweise eine leckere Pizza gönnen. Wenn Sie sich jedoch in einer Diätphase befinden, in der Sie Gewicht verlieren möchten oder Muskelmasse aufbauen wollen, dann ist Disziplin gefragt. Bereits ein einziges Cheatmeal kann Sie zurückwerfen und Sie werden schnell merken, wie viel besser Sie sich fühlen, wenn Sie sich optimal ernähren.
Nichtsdestotrotz geht es bei diesem Prozess der Gewichtabnahme oder des Muskelaufbaus um ein positives Erlebnis, mit dem Sie sich gut fühlen sollen. Es ist deshalb überaus wichtig, dass Sie lernen, auf Ihren Körper und seine Bedürfnisse zu hören und diese richtig zu interpretieren. Sie werden nach einiger Zeit erkennen, wie viel besser es Ihnen mit einer ausgewogenen, gesunden Ernährung geht und wie sehr sich dies auch in Ihrem Körper widerspiegelt.

Rezeptewelt: Muskelaufbau

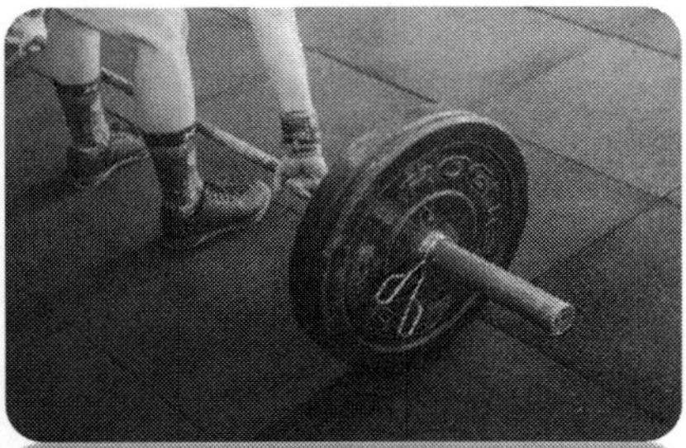

- Ein Muskel wächst, wenn beim Training 60-70% der Maximalkraft eingesetzt wird.
- 1,4 – 1,7% Proteinzufuhr pro Kilogramm Körpergewicht sind ideal.
- Nach dem Training sollte man eine moderate Kohlenhydrateaufnahme in Kombination mit Eiweiß zu sich nehmen. Ein Verhältnis von 3:1 wäre ideal. Kohlenhydrate schützen dabei die Muskelproteine und in Kombination mit dem Eiweiß entsteht eine höhere biologische Wertigkeit.
- Bei dem Ziel Muskeln aufzubauen, ist es wichtig genug Energie (kcal) zu sich zunehmen. Man sollte einen Kalorienüberschuss von 300 – 500 kcal zu sich nehmen.
- Ein wichtiger Faktor ist die Regeneration. Man sollte mindestens 24 Stunden Pause zwischen den einzelnen Trainingseinheiten machen, genug schlafen und Stress reduzieren.

Rezepthinweise

Pck. = Packung
St = Stück
g = Gramm
kg = Kilogramm
ml = Milliliter
cm = Zentimeter
cl = Zentiliter
l = Liter
Msp. = Messerspitze
TL = Teelöffel = 5ml/g
EL = Esslöffel = 10ml/g
n.B.= nach Bedarf
Bd. = Bund

Kcal = Kalorien
KH = Kohlenhydrate
E = Eiweiß
F = Fett

Frühstück

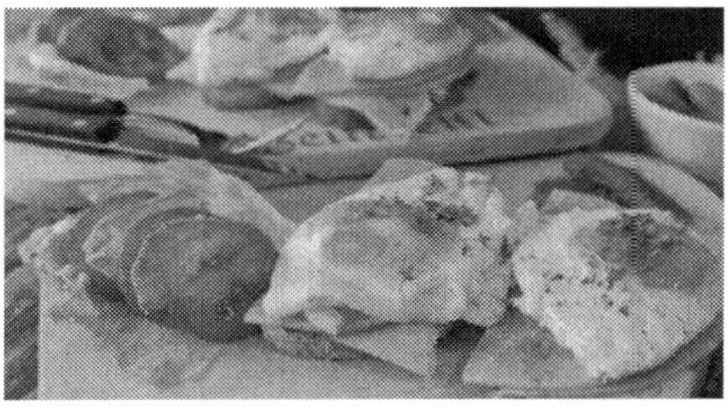

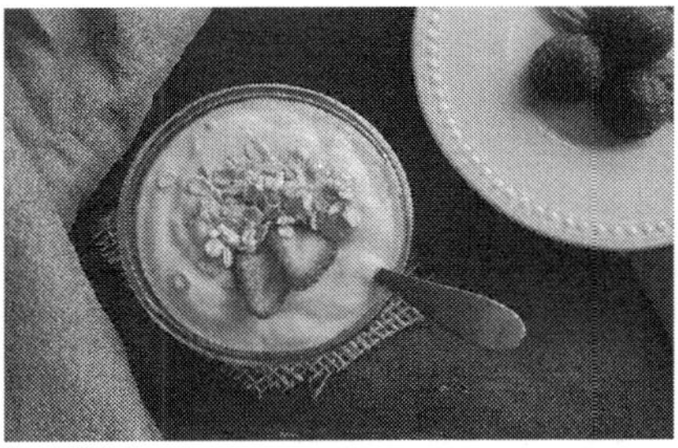

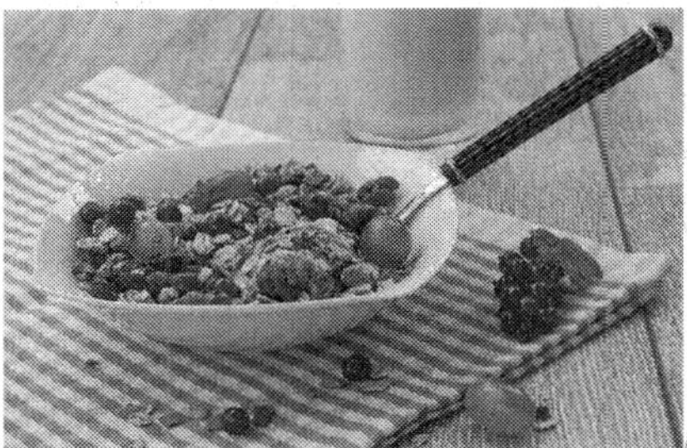

Quinoa-Pfannkuchen

Dauer	Portion(en)	Grad
35 Minuten	4	leicht

Zutaten

200 g Quinoa | 120 g Mandelmehl | 1 EL Weinstein-Backpulver | 1 Prise Meersalz | 130 g Heidelbeeren | 3 Eiweiße | 100 g Joghurt | 1 Vanilleschote | 12 g Kokosöl

Zubereitung

1. Die Quinoa nach Packungsanweisung zubereiten.
2. In einer großen Schüssel Quinoa, Mandelmehl, Backpulver und Salz vermischen. Die Heidelbeeren waschen. Die Vanilleschote längs aufschlitzen und das Mark auslösen.
3. In einer anderen Schüssel die Eiweiße mit dem Joghurt cremig verrühren. Dann zum Quinoa geben und die Beeren und das Vanillemark unterheben.
4. In einer Pfanne etwas Öl erhitzen und etwa 2-3 EL Teig hineingeben. Den Pfannkuchen **3 Minuten** bei mittlerer Hitze backen, dann wenden und die andere Seite fertigbacken. So auch mit dem übrigen Teig verfahren.

Nährwerte pro Portion

Kcal	KH [g]	E [g]	F [g]
438	37	18	23

Beeren-Porridge

Dauer	Portion(en)	Grad
25 Minuten	2	mittel

Zutaten

4 getrocknete Aprikosen | 500 ml Milch | 5 g Butter | 1 Prise Meersalz | 75 g Buchweizengrütze | 3 TL Agavendicksaft | 300 g gemischte Beeren – Erdbeeren, Heidelbeeren, Himbeeren

Zubereitung

1. Die Aprikosen sehr fein würfeln.
2. In einem Topf die Milch mit Butter und Salz aufkochen. Die Aprikosen und die Grütze zugeben und unter Rühren etwa **15 Minuten** quellen lassen.
3. In der Zwischenzeit die Beeren gründlich waschen.
4. Unter das Porridge nun den Agavendicksaft rühren. Dann in Schüsseln füllen und die Beeren darüber geben.

Nährwerte pro Portion

Kcal	**KH** [g]	**E** [g]	**F** [g]
375	62	14	5

Bananen-Erdnuss-Brei

Dauer	Portion(en)	Grad
5 Minuten	2	leicht

Zutaten

250 g Skyr | 4 EL Erdnussbutter | 2 Bananen | 2 EL Ahorn-Karamellsirup

Zubereitung

1. Den Skyr mit der Erdnussbutter glattrühren.
2. Die Bananen schälen und in kleine Würfel schneiden. Dann unter den Skyr heben.
3. Den Brei in Schälchen füllen und den Sirup darüber geben.

Nährwerte pro Portion

Kcal	**KH** [g]	**E** [g]	**F** [g]
538	49	26	27

Müsli mit Beeren

Dauer	Portion(en)	Grad
40 Minuten	2	leicht

Zutaten

200 g frische Beeren nach Wahl | 200 g Low Carb-Müsli | 250 g Quark | 1 Ei | 4 Tropfen Vanillearoma | Zimtpulver

Zubereitung

1. Die Beeren waschen und trocknen lassen.
2. Das Müsli mit dem Quark, dem Ei und der Vanille verrühren. Die Beeren unterheben und alles mit Vanillearoma abschmecken.
3. Den Backofen auf 170°C Umluft vorheizen. Eine Auflaufform mit Kokosöl einfetten.
4. Die Beerenmasse in die Auflaufform geben und etwa **30 Minuten** im Ofen backen.
5. Die Form danach aus dem Ofen nehmen und etwas auskühlen lassen. Den Kuchen dann aus der Form stürzen und in kleine Kuchenstücke zerteilen.

Nährwerte pro Portion

Kcal	**KH** [g]	**E** [g]	**F** [g]
556	26	52	23

Gefüllte Avocado mit Hüttenkäse

Dauer	Portion(en)	Grad
10 Minuten	4	leicht

Zutaten

1 Zitrone | 1 HV Rucola-Sprossen | 4 reife Avocados | 300 g Hüttenkäse | Meersalz, Pfeffer | 4 Scheiben Roggenbrot

Zubereitung

1. Die Zitrone heiß abwaschen, und halbieren. Eine Hälfte auspressen, die andere in feine Spalten schneiden. Die Sprossen waschen und abtropfen lassen. Die Avocados halbieren und entsteinen. Die Hälften mit Zitronensaft beträufeln.
2. Den Hüttenkäse auf den Avocados verteilen und mit den Sprossen bestreuen. Mit Salz und Pfeffer würzen. Das Brot in Streifen schneiden.
3. Die Avocados mit den Zitronenspalten garnieren und die Brotstreifen dazu reichen.

Nährwerte pro Portion

Kcal	**KH** [g]	**E** [g]	**F** [g]
427	57	32	7

Knäckebrot mit Eiaufstrich

Dauer	Portion(en)	Grad
15 Minuten	2	leicht

Zutaten

2 Eier | 1 grüne Paprika | 200 g körniger Frischkäse | 3 TL Schnittlauch | 3 TL mittelscharfer Senf | 3 EL Honig-Senf-Soße | 4 Scheiben Knäckebrot | Currypulver, Pfeffer

Zubereitung

1. Die Eier in **8 Minuten** hartkochen. Dann pellen, klein würfeln und mit einer Gabel zerdrücken.
2. Die Paprika waschen und halbieren. Nun entkernen und in sehr kleine Würfel schneiden.
3. Den Frischkäse mit Schnittlauch und Senf gut verrühren. Die Eier und Paprika unterheben und die Masse mit der Honig-Senf-Soße verfeinern.
4. Den Aufstrich auf die Brotscheiben verteilen und servieren.

Nährwerte pro Portion

Kcal	**KH** [g]	**E** [g]	**F** [g]
280	21	22	12

Milchreis mit frischem Obst

Dauer	Portion(en)	Grad
30 Minuten	2	mittel

Zutaten

125 g Milchreis | 350 ml Eiweiße | 2 Bananen | 2 mittelgroße Äpfel | 60 g Vanille-Proteinpulver | Zimtpulver

Zubereitung

1. In einem kleinen Topf Wasser aufkochen und den Reis darin solange kochen, bis der Reis die Flüssigkeit aufgesaugt hat.
2. Inzwischen die Bananen und Äpfel schälen und grob würfeln.
3. Nun den Reis in einer Pfanne bei geringer Hitze erwärmen, dann das Obst und Eiweiß zugeben. Das Proteinpulver untermischen. Dann das Eiweiß unter Rühren stocken lassen.
4. Den Milchreis in Schalen füllen und mit Zimt bestreuen.

Nährwerte pro Portion

Kcal	**KH** [g]	**E** [g]	**F** [g]
545	81	45	3

Protein-Waffeln mit Himbeermus

Dauer	**Portion(en)**	**Grad**
20 Minuten	2	leicht

Zutaten

200 g Himbeeren | 2 EL Chiasamen | 2 große Eier | 450 ml fettarme Milch | 50 g Weizen-Vollkornmehl | 2 TL Butter | 2 TL Kakaopulver | 60 g neutrales Proteinpulver | 10 g Weinstein-Backpulver | 200 g Magerquark

Zubereitung

1. Die Himbeeren waschen und dann mit dem Chiasamen im Standmixer oder mit dem Pürierstab zu feinem Fruchtmus pürieren. Das Püree in den Kühlschrank stellen.
2. Die Eier in einer Schüssel aufschlagen. Nun Milch, Mehl, Backpulver, Kakao, Proteinpulver und Magerquark zugeben und zu einem glatten Teig verrühren.
3. Das Waffeleisen aufheizen und dünn mit Butter einstreichen. Dann pro Waffel 2-3 EL Teig einfüllen und goldgelbe Waffeln backen.
4. Die Waffeln mit der Himbeermus servieren.

Nährwerte pro Portion

Kcal	**KH** [g]	**E** [g]	**F** [g]
519	38	56	15

Protein-Joghurt mit Beeren und Nüssen

Dauer	**Portion(en)**	**Grad**
5 Minuten	2	leicht

Zutaten

300 g Joghurt | 1 EL Vanille-Proteinpulver | 5 EL Wasser | 130 g frische Beeren nach Wahl | 35 g Walnüsse

Zubereitung

1. Den Joghurt mit Proteinpulver und dem Wasser gut verrühren.
2. Die Beeren waschen und die Walnüsse hacken. Dann beides unter den Joghurt heben.
3. Den Jogurt in Schälchen füllen und servieren.

Nährwerte pro Portion

Kcal	**KH** [g]	**E** [g]	**F** [g]
223	14	15	10

Rührei mit Kernen auf Vollkornbrot

Dauer	Portion(en)	Grad
15 Minuten	2	leicht

Zutaten

15 g Sonnenblumenkerne | 15 g Kürbiskerne | 3 Eier | 4 EL Milch | Meersalz, Pfeffer | 40 g Rucola | 2 Schb. Vollkornbrot

Zubereitung

1. In einer heißen Pfanne die Kerne ohne Fett etwa **3 Minuten** anrösten. Danach auf einem Teller auskühlen lassen. Die Pfanne mit Küchenkrepp auswischen.
2. In einer Schüssel die Eier mit der Milch verquirlen und salzen und pfeffern. Dann in der Pfanne bei geringer Hitze stocken lassen. Mit dem Pfannenwender das gestockte Ei vom Rand zur Mitte schieben.
3. In der Zwischenzeit den Rucola waschen, dicke Stiele entfernen und die Blätter hacken.
4. Das Rührei auf dem Brot verteilen und mit Rucola bestreut servieren.

Nährwerte pro Portion

Kcal	**KH** [g]	**E** [g]	**F** [g]
289	13	19	18

Vollkorn-Pfannkuchen mit Sesam

Dauer	Portion(en)	Grad
15 Minuten	2	leicht

Zutaten

1 Ei | 125 g Vollkornmehl | 200 ml Buttermilch | Meersalz | 20 g Sesam | 2 EL Rapsöl | 4 EL geriebener Käse

Zubereitung

1. In einer kleinen Schüssel aus Ei, Mehl, Buttermilch, Sesam und 1 Prise Salz einen Pfannkuchenteig anrühren.
2. In einer Pfanne das Öl erhitzen und die Hälfte des Teiges einfüllen. Den Pfannkuchen abgedeckt **3 Minuten** bei mittlerer Hitze backen.
3. Den Pfannkuchen wenden und mit 2 EL Käse bestreuen. Dann nochmal **3 Minuten** backen.
4. Mit dem übrigen Teig genauso verfahren.

Nährwerte pro Portion

Kcal	**KH** [g]	**E** [g]	**F** [g]
378	41	18	15

Vollkornbrot mit Lachs und Frischkäse

Dauer	Portion(en)	Grad
15 Minuten	4	leicht

Zutaten

2 reife Avocados | 2 Lauchzwiebeln | ½ Bund frische gemischte Kräuter | 5 Radieschen | ¼ Salatgurke | 220 g Frischkäse | Meersalz, Pfeffer, Kurkuma | 30 g Sprossen | 1 Beet Kresse | 4 Schb. Vollkornbrot | 200 g Räucherlachs

Zubereitung

1. Die Avocados schälen, halbieren und entsteinen. Dann das Fruchtfleisch auslösen und mit einer Gabel zerdrücken. Die Lauchzwiebeln waschen und in feine Ringe schneiden. Die Kräuter waschen, trockenschütteln und fein hacken. Die Radieschen und die Gurke waschen und in feine Scheiben schneiden. Die Kresse vom Beet schneiden.
2. Nun die Avocados mit dem Frischkäse vermischen. Dann die Lauchzwiebeln und Kräuter untermischen und alles mit Salz, Pfeffer und 1 Msp. Kurkuma würzen.
3. Die Brote großzügig mit dem Fischkäse bestreichen und mit Radieschen, Gurken und Lachs belegen. Die Kresse und die Sprossen darüber geben.

Nährwerte pro Portion

Kcal	KH [g]	E [g]	F [g]
395	23	22	25

Schinken-Frischkäse-Brot

Dauer	Portion(en)	Grad
10 Minuten	2	leicht

Zutaten

1 Birne | 1 TL Rapsöl | 1 TL Butter | Meersalz, Pfeffer | 2 Schb. Vollkornbrot | 50 g Frischkäse | 4 Schb. Lachsschinken | 4 Blatt Radicchio

Zubereitung

1. Die Birne waschen, vierteln und entkernen. Dann in dünne Scheiben schneiden.
2. In einer Pfanne Öl und Butter erhitzen und die Birnen beidseitig je **2 Minuten** anbraten. Dann etwas salzen und pfeffern und abkühlen lassen.
3. Das Brot mit Frischkäse bestreichen und Schinken und Birnen darauf legen.
4. Die Radicchio waschen, in feine Streifen schneiden und über die Brote streuen.

Nährwerte pro Portion

Kcal	KH [g]	E [g]	F [g]
232	25	11	10

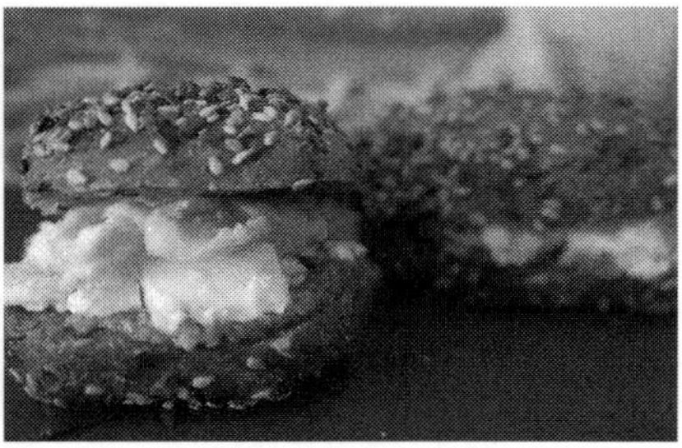

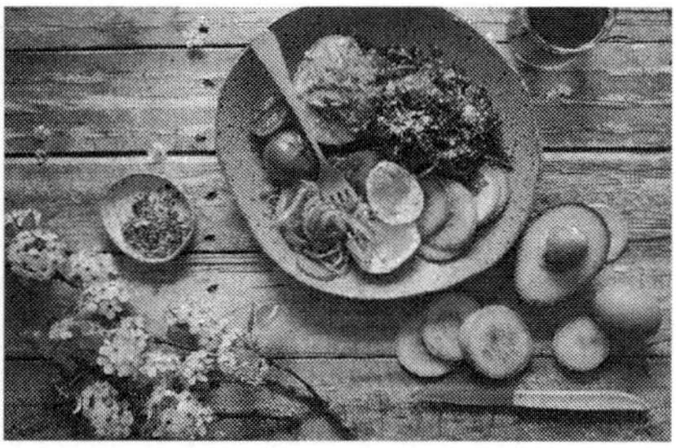

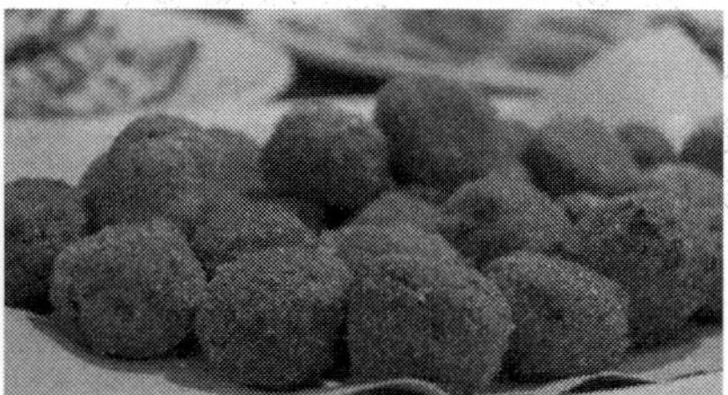

Buddha-Bowl

Dauer	Portion(en)	Grad
30 Minuten	1	leicht

Zutaten

½ Blumenkohl | ½ Brokkoli | 175 g Möhren | 1 Avocado | 2 EL Dressing nach Wahl | 6 große Garnelen | 1 EL Kokosöl | Meersalz, Pfeffer | Frischer Basilikum

Zubereitung

1. Das gesamt Gemüse gründlich waschen. Den Blumenkohl fein raspeln. Den Brokkoli in kleine Röschen zerteilen und in Salzwasser bissfest garen. Die Möhren ebenfalls bissfest garen. Die Avocado halbieren, entsteinen und in Scheiben schneiden.
2. Nun alles auf 2 Schalen verteilen und mit dem Dressing beträufeln. Leicht salzen und pfeffern.
3. In einer Pfanne mit dem Kokosöl die Garnelen beidseitig anbraten und mit Salz und Pfeffer abschmecken. Dann über die Salate geben und mit Basilikum garnieren.

Nährwerte pro Portion

Kcal	**KH** [g]	**E** [g]	**F** [g]
314	24	38	6

Chicoree-Salat mit Pute

Dauer	Portion(en)	Grad
45 Minuten	4	leicht

Zutaten

6 EL natives Olivenöl | 1 TL Ras el-hanout | 250 g Putenbrustfilet | ½ Granatapfel | 2 grüne Spitzpaprika | 1 TL flüssiger Honig | 1 TL mittelscharfer Senf | 2 EL Balsamico | Meersalz, Pfeffer | 4 Chicoree | 2 kleine Zwiebeln

Zubereitung

1. In einer Schüssel 2 EL Öl und Ras el-hanout vermischen.
2. Das Fleisch waschen und in sehr feine Streifen schneiden. Dann in der Ölmischung etwa **30 Minuten** marinieren lassen.
3. In der Zwischenzeit den Granatapfel aufbrechen und die Kerne entfernen. Die Stielenden der Paprika abschneiden und die Kerne herauslösen. Die Paprika in Ringe schneiden.
4. In einer anderen Schüssel aus Honig, Senf, Essig, etwas Salz und 3 EL Öl eine Soße anrühren.
5. Den Chicoree waschen und die Blätter einzeln ablösen. Die Blätter auf eine Platte legen.
6. Die Zwiebeln schälen, in 5 mm dünne Ringe schneiden und in einer Pfanne mit dem übrigen Öl beidseitig **2 Minuten** anbraten. Aus der Pfanne nehmen und zur Seite stellen.
7. Das Fleisch **5 Minuten** rundherum anbraten, dabei salzen und pfeffern.
8. Die vorbereiteten Zutaten auf dem Chicoree verteilen und die Soße darüber träufeln.

Nährwerte pro Portion

Kcal	**KH** [g]	**E** [g]	**F** [g]
327	12	16	24

Herbstsalat mit Goji

Dauer	Portion(en)	Grad
15 Minuten	2	leicht

Zutaten

100 g Feldsalat | 100 g Rucola | 1 Apfel | 50 g Walnüsse | 1 HV Goji-Beeren | 4 EL Balsamico | 3 EL natives Olivenöl | 3 EL Walnussöl | Meersalz, Pfeffer | 200 g körniger Frischkäse

Zubereitung

1. Die Salate gründlich waschen, trockenschleudern und mundgerecht zerzupfen. Den Apfel waschen und in Streifen schneiden.
2. In einer Pfanne ohne Fett die Walnüsse solange anrösten, bis sie duften. Danach abkühlen lassen und grob hacken.
3. Aus Balsamico, den Ölen, Salz und Pfeffer ein Dressing rühren.
4. Die Salate, Apfel, Nüsse und Goji-Beeren auf einem Teller anrichten, mit dem Dressing beträufeln und mit Frischkäse-Flocken bestreuen.

Nährwerte pro Portion

Kcal	**KH** [g]	**E** [g]	**F** [g]
429	13	14	33

Mixed Salad

Dauer	Portion(en)	Grad
25 Minuten	2	leicht

Zutaten

2 kleine Karotten | 1 Zucchini | 4 Stangen Staudensellerie | 1 rote Spitzpaprika | 3 mittelgroße Tomaten | 1 Fenchelknolle | ½ Zitrone | 2 EL Sesam | 2 EL Tahini | 2 EL Olivenöl | 200 g fettarmer Joghurt | Meersalz, Pfeffer | 125 g Blattsalat | 30 g Rucola | 50 g Schafskäse

Zubereitung

1. Das Gemüse und die Salate waschen.
2. Die Karotten schälen. Die Zucchini putzen und den Sellerie entfädeln. Die Paprika halbieren und entkernen. Dann alles in feine Streifen hobeln.
3. Die Tomaten vierteln. Den Fenchel in sehr feine Streifen schneiden. Die Zitrone auspressen.
4. Den Sesam in einer Pfanne ohne Fett rösten. Dann auf einem Teller abkühlen lassen.
5. Die Tahini-Paste mit Öl, Joghurt und 2 EL Zitronensaft verrühren, dann salzen und pfeffern.
6. Die Salate nun mundgerecht zerschneiden und dann mit 2/3 des Dressings vermengen. Dann auf 2 Tellern anrichten. Die Gemüse darauf verteilen und das übrige Dressing darüber träufeln.
7. Den Käse zerbröseln und mit dem Sesam über die Salate streuen.

Nährwerte pro Portion

Kcal	**KH** [g]	**E** [g]	**F** [g]
407	26	20	26

Kürbis-Grünkern-Salat

Dauer	Portion(en)	Grad
40 Minuten	4	mittel

Zutaten

250 g Grünkern | Meersalz, Pfeffer | 400 g Hokkaido-Kürbis | 1 roter Apfel | 4 EL Olivenöl | ½ TL getrocknete Kräuter | 120 g Rucola | 1 Zitrone | 2 TL flüssiger Honig | 2 TL mittelscharfer Senf

Zubereitung

1. In einem Topf den Grünkern mit 500 ml Wasser etwa **30 Minuten** weich kochen. Danach abgießen und etwas auskühlen lassen.
2. In der Zwischenzeit den Kürbis waschen, das Kerngehäuse herauslösen. Das Fruchtfleisch klein schneiden. Den Apfel waschen, halbieren, entkernen und klein würfeln.
3. In einer Pfanne 1 EL Öl erhitzen und den Kürbis etwa **10 Minuten** unter Wenden anbraten. Mit den Kräutern, Salz und Pfeffer würzen.
4. Den Rucola waschen, trockenschleudern und klein schneiden. Die Zitrone auspressen und den Saft mit dem übrigen Öl, Honig, Senf, Salz und Pfeffer vermischen.
5. Nun den Grünkern mit Kürbis, Äpfeln und dem Salat vermengen und mit dem Dressing beträufeln.

Nährwerte pro Portion

Kcal	**KH** [g]	**E** [g]	**F** [g]
419	55	9	17

Bohnen-Thunfisch-Salat

Dauer	Portion(en)	Grad
1 Tag	2	leicht

Zutaten

80 g getrocknete weiße Bohnen | 1 Knoblauchzehe | 2 Tomaten | 2 Stangen Staudensellerie | 1 Mini-Salatgurke | 1 Zweig Rosmarin | ½ Bund krause Petersilie | 1 TL scharfer Senf | 1 EL Weinessig | Meersalz, Pfeffer, Rohrzucker | 4 EL Olivenöl | 175 g Thunfisch – Dose

Zubereitung

1. Die Bohnen über Nacht in viel Wasser einweichen. Am nächsten Tag abgießen und abtropfen lassen.
2. Den Knoblauch schälen und den Rosmarin waschen. Dann beides mit den Bohnen in einem Topf mit Wasser bedecken und kurz aufkochen. Die Bohnen bei geringer Hitze etwa **50 Minuten** bissfest garen.
3. In der Zwischenzeit die Tomaten waschen, vierteln, entkernen und klein schneiden. Den Sellerie waschen und in dünne Scheiben schneiden. Die Gurke waschen, schälen und vierteln. Danach entkernen und klein würfeln. Die Petersilie waschen und die Blätter hacken.
4. In einer Schüssel Senf, Essig, Salz, Pfeffer und Zucker verrühren und das Öl unterschlagen. Die Soße mit Gurken, Sellerie und Petersilie vermengen.
5. Den Thunfisch in einem Sieb abtropfen lassen und dann etwas zerrupfen.
6. Die Bohnen in ein Sieb gießen und Rosmarin und Knoblauch entfernen. Die Bohnen dann unter den Salat mischen und alles salzen und pfeffern.
7. Den Thunfisch untermischen und den Salat noch lauwarm servieren

Nährwerte pro Portion

Kcal	KH [g]	E [g]	F [g]
305	12	27	16

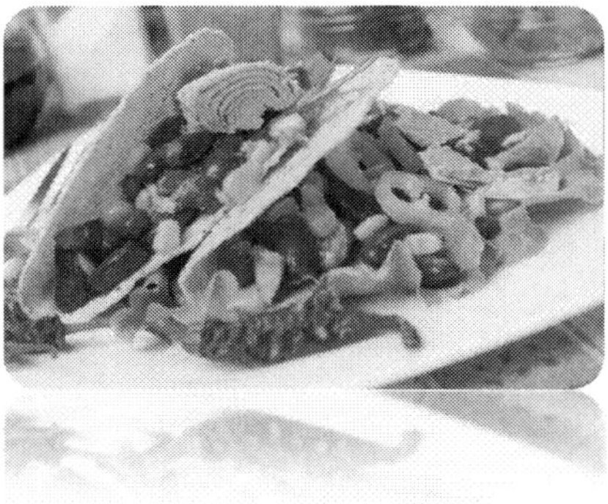

Zoodle-Salat

Dauer	Portion(en)	Grad
25 Minuten	2	leicht

Zutaten

2 Zucchini | 200 g Cherrytomaten | 1 Avocado | 1 rote Chilischote | 100 g getrocknete Tomaten in Öl | 2 EL Limettensaft | Meersalz, Pfeffer | 30 g Pinienkerne

Zubereitung

1. Die Zucchini waschen und mit dem Spiralschneider zu Spaghetti hobeln. Dann mit kochendem Wasser überbrühen und **2 Minuten** ziehen lassen. Danach abgießen und auskühlen lassen.
2. Die Cherrytomaten waschen und halbieren. Die Avocado schälen, halbieren und entsteinen. Eine Hälfte in Würfel schneiden und mit 1 EL Limettensaft vermischen. Die Chilischote klein hacken. Die getrockneten Tomaten klein schneiden.
3. In einer Schüssel die übrige Avocado und den restlichen Limettensaft mit dem Stabmixer pürieren. Die Chili unterrühren und alles mit Salz und Pfeffer abschmecken.
4. Die Pinienkerne ohne Fett in einer kleinen Pfanne rösten.
5. Die Zoodles auf Teller verteilen und die Avocadocreme darüber geben. Mit Avocados, Tomaten und Pinienkernen bestreuen und servieren.

Nährwerte pro Portion

Kcal	**KH** [g]	**E** [g]	**F** [g]
353	24	11	23

Linsen-Tomatensalat

Dauer	Portion(en)	Grad
50 Minuten	4	leicht

Zutaten

175 g rote Linsen | 2 EL natives Olivenöl | 300 ml heißes Wasser | 1 TL Gemüsebrühe | 4 Tomaten | 1 Chicoree | 1 Frühlingszwiebel | 10 EL Mais – Dose | 1 EL Tomatenmark | 2 EL Apfelessig | Meersalz, Pfeffer, Curry | Rosenscharfes Paprikapulver

Zubereitung

1. Die Linsen unter kaltem Wasser abspülen.
2. Die Linsen in einen Topf geben und mit dem Wasser übergießen und die Brühe dazugeben. Die Linsen zugedeckt kochen lassen, bis sie gar sind.
3. In der Zwischenzeit die Tomaten waschen und in mundgerechte Stücke schneiden. Den Chicorée halbieren und mit der Frühlingszwiebel in dünne Scheiben schneiden.
4. In einer großen Schüssel die Tomaten, Mais, Chicorée, Frühlingszwiebel, Tomatenmark und Essig gut vermengen und kräftig abschmecken.
5. Die Linsen in einem Sieb abtropfen lassen und unter den Salat mischen.

Nährwerte pro Portion

Kcal	**KH** [g]	**E** [g]	**F** [g]
244	35	14	5

Chinesische - Power - Suppe

Dauer	Portion(en)	Grad
30 Minuten	3	leicht

Zutaten

400 g Hähnchenbrustfilet | 65 g Karotten | 70 g Chinakohl | 1 Knoblauchzehe | 60 g Lauchzwiebeln | 1 Limette | 5 g frischer Koriander | ½ l Hühnerbrühe | 2 TL Ingwerpulver | 1 EL Fischsoße | 2 EL Sojasoße | ½ TL Chiliflocken | 1 TL Meersalz

Zubereitung

1. Das Fleisch abwaschen, trockentupfen und in Streifen schneiden. Dann mit der Sojasoße vermengen und **10 Minuten** ziehen lassen.
2. Die Karotten schälen und in Stifte schneiden. Den Kohl waschen und klein schneiden. Den Knoblauch schälen und fein hacken. Die Lauchzwiebeln waschen und in Ringe schneiden. Die Limette heiß abspülen und in Scheiben schneiden. Den Koriander waschen und klein hacken.
3. In einer Pfanne etwas Öl erhitzen und das Fleisch rundherum scharf anbraten, dann bei kleiner Hitze fertig garen. Mit der Brühe ablöschen und die Fischsoße, Ingwer und Salz unterrühren.
4. Das Gemüse dazugeben und die Suppe etwa **15 Minuten** köcheln lassen. Dann die Chiliflocken und den Koriander einrühren und mit Limettenscheiben verfeinern.

Nährwerte pro Portion

Kcal	**KH** [g]	**E** [g]	**F** [g]
204	7	34	3

Garnelensalat mit Dressing

Dauer	Portion(en)	Grad
10 Minuten	1	leicht

Zutaten

80 g Cherrytomaten | 1 HV Babyspinat | 2 TL Olivenöl | 120 g Garnelen | Meersalz, Pfeffer | 3 EL Joghurt | Zitronensaft | ½ TL Sesam

Zubereitung

1. Die Tomaten waschen und halbieren. Dann mit dem Babyspinat auf einen Teller geben.
2. In einer Pfanne 1 TL Öl erhitzen und die Garnelen etwa **5 Minuten** unter Wenden braten. Dann salzen und pfeffern und noch warm zum Salat geben.
3. Den Joghurt, das übrige Öl und etwas Zitronensaft verrühren und abschmecken. Das Dressing über den Salat geben und mit Sesam bestreuen.

Nährwerte pro Portion

Kcal	**KH** [g]	**E** [g]	**F** [g]
241	5	23	14

Pastinaken-Puffer

Dauer	Portion(en)	Grad
30 Minuten	2	mittel

Zutaten

3 Pastinaken | 1 Zwiebel | 5 EL Magerquark | 2 Eier | Meersalz, Pfeffer, Muskat | 5 EL zarte Haferflocken | 1 Orange | 160 g Joghurt | 4 EL Rapsöl

Zubereitung

1. Die Pastinaken waschen, schälen und fein raspeln. Die Zwiebel schälen und hacken.
2. In einer Schüssel Magerquark, Eier und Haferflocken verrühren und mit Salz, Pfeffer und etwas Muskat würzen. Dann die Zwiebel und etwa 400 g Pastinaken einrühren.
3. Die Orange heiß abspülen, die Schale fein abreiben und die Orange großzügig schälen. Über einer Schüssel die Fruchtfilets herauslösen und den Saft auffangen.
4. Die Orangenfilets mit der Orangenschale, dem Saft und den übrigen Pastinaken zum Joghurt geben und gut unterrühren. Den Dip salzen und pfeffern.
5. Aus der Pastinakenmasse 8 Puffer formen und in einer großen Pfanne mit Rapsöl bei geringer Hitze beidseitig langsam braten.
6. Die Puffer heiß mit dem Dip servieren.

Nährwerte pro Portion

Kcal	**KH** [g]	**E** [g]	**F** [g]
375	54	17	11

Gegrillte Forelle

Dauer	Portion(en)	Grad
30 Minuten	2	leicht

Zutaten

550 g Forelle | 4 Zweige frischer Thymian | 2 Zweige frischer Rosmarin | 15 ml MCT-Öl | 1 TL Meersalz

Zubereitung

1. Den Backofengrill auf 160°C vorheizen.
2. Die Forelle unter kaltem Wasser gründlich abwaschen, dann mit Küchenpapier trockentupfen und salzen. Jeweils dreimal pro Seite einschneiden.
3. Die Kräuter waschen, trockenschütteln und damit die Fische füllen.
4. Die Forellen in eine tiefe Bratpfanne geben und mit dem Öl bestreichen.
5. Nun im Backofen etwa **15 Minuten** backen, dann die Temperatur auf 180°C erhöhen und für weitere **5 Minuten** backen.

Nährwerte pro Portion

Kcal	**KH** [g]	**E** [g]	**F** [g]
448	0	67	20

Japanische Fischfrikadellen

Dauer	Portion(en)	Grad
30 Minuten	2	leicht

Zutaten

1 Eiweiß | 350 g Seelachs | 4 EL Paniermehl | 2 TL Senf | Meersalz, Pfeffer | 12 g Sushi-Ingwer aus dem Glas | 4 EL Salatcreme | 120 g Soba-Nudeln | 1 Limette | 1 Msp. Wasabi-Paste | 1 TL Sesamöl | 3 TL Sojasoße | 1 TL Sesam | 2 EL Rapsöl

Zubereitung:

1. Das Ei trennen. Den Fisch waschen, klein schneiden und mit dem Eiweiß in einem hohen Gefäß mit dem Stabmixer fein mixen. Die Masse in einer Schüssel mit 1 EL Paniermehl und dem Senf mischen. Dann salzen und pfeffern.
2. Die Fischmasse zu 4 Frikadellen formen und etwa **5 Minuten** in den Gefrierschrank legen.
3. Den Ingwer gut abtropfen lassen, fein hacken und mit der Salatcreme verrühren.
4. Die Nudeln nach Packungsanweisung in Salzwasser kochen. Die Limette halbieren und auspressen.
5. In einer Schüssel etwa 2 TL Limettensaft mit Wasabi, Sesamöl, Sojasoße und wenig Salz und Pfeffer zu einer Soße rühren. Die Nudeln abgießen, abschrecken und zur Soße geben.
6. Das übrige Paniermehl mit dem Sesam vermischen und darin die Frikadellen wenden und die Brösel etwas andrücken.
7. Nun das Rapsöl in einer Pfanne erhitzen und die Frikadellen bei mittlerer Hitze **3-4 Minuten** pro Seite goldbraun braten.
8. Die Nudeln auf Teller verteilen und die Frikadellen dazugeben. Die Ingwermayonnaise dazu reichen.

Nährwerte pro Portion

Kcal	**KH** [g]	**E** [g]	**F** [g]
463	46	42	11

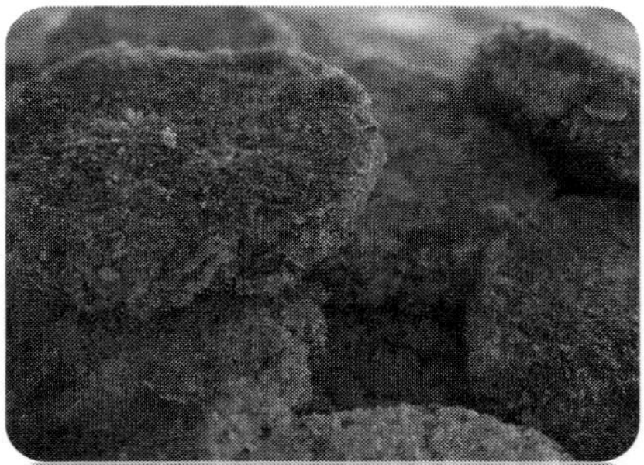

Steak-Salat

Dauer	Portion(en)	Grad
25 Minuten	2	mittel

Zutaten

3 Tomaten | ½ Zitrone | 1 kleine Papaya | 5 EL Tomatensaft | 1 TL Honig | 4 EL natives Olivenöl | 4 Stiele Koriander | Meersalz, Pfeffer, Tabasco | 1 TL Pfefferkörner | 2 Rumpsteaks à 150 g | 1 TL rosenscharfes Paprikapulver | 250 g Chinakohl

Zubereitung:

1. Die Tomaten waschen, vierteln und entkernen. Die Zitrone auspressen. Die Papaya schälen, entkernen und das Fruchtfleisch mundgerecht schneiden.
2. Nun Tomaten und Papaya in einer Schüssel mischen. Aus Tomatensaft, Honig, 1 EL Zitronensaft und 2 EL Öl eine Soße rühren. Den Koriander waschen, die Blätter abzupfen und in die Tomatensoße rühren. Mit Salz, Pfeffer und Tabasco würzen und über Papaya und Tomaten gießen.
3. Die Pfefferkörner im Mörser zerstoßen. Das Fleisch rundherum mit Paprikapulver bestreuen, im Pfeffer wenden und etwas salzen.
4. Das übrige Öl in einer Pfanne erhitzen und die Steaks bei großer Hitze **3 Minuten** pro Seite braten. Danach in Alufolie wickeln und **5 Minuten** ruhen lassen.
5. In der Zwischenzeit den Kohl waschen und in Streifen schneiden. Die Streifen auf einer Platte verteilen und die Tomaten-Papaya-Mischung darauf geben. Das Fleisch in Scheiben schneiden und auf der Platte verteilen.

Nährwerte pro Portion

Kcal	**KH** [g]	**E** [g]	**F** [g]
287	16	37	9

Thunfisch-Buletten

Dauer	Portion(en)	Grad
20 Minuten	2	leicht

Zutaten

2 Dosen Thunfisch im eigenen Saft | 2 Eiweiße | ½ Zwiebel | 2 Lauchzwiebeln | 45 g Magerquark | Meersalz, Pfeffer, Knoblauchpulver

Zubereitung:

1. Den Thunfisch in einem Sieb abtropfen lassen.
2. Die Eiweiße in einer Schüssel steif schlagen. Die Zwiebel schälen und fein hacken. Die Lauchzwiebeln waschen und fein schneiden.
3. Nun Thunfisch, Eischnee, Zwiebeln und Quark vermischen. Dann mit den Gewürzen abschmecken.
4. Aus der Masse Frikadellen formen und diese in einer Pfanne bei mittlerer Hitze braten.

Nährwerte pro Portion

Kcal	**KH** [g]	**E** [g]	**F** [g]
191	5	33	1

Hauptgerichte

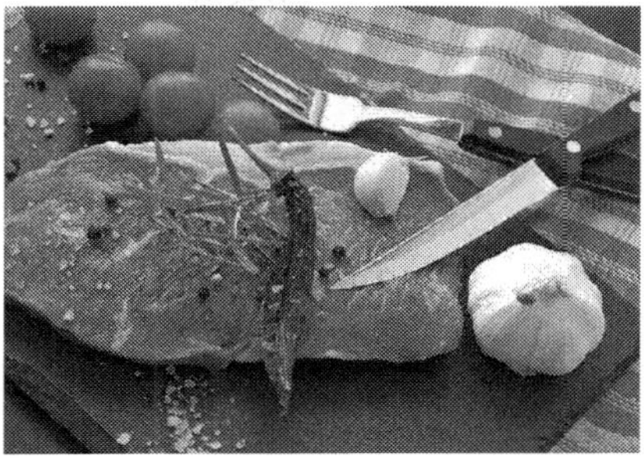

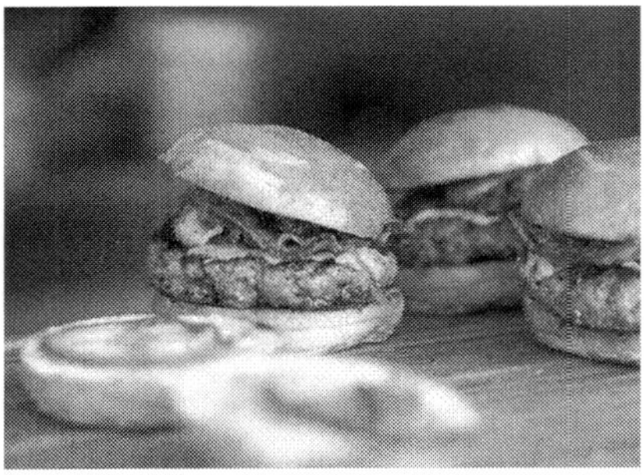

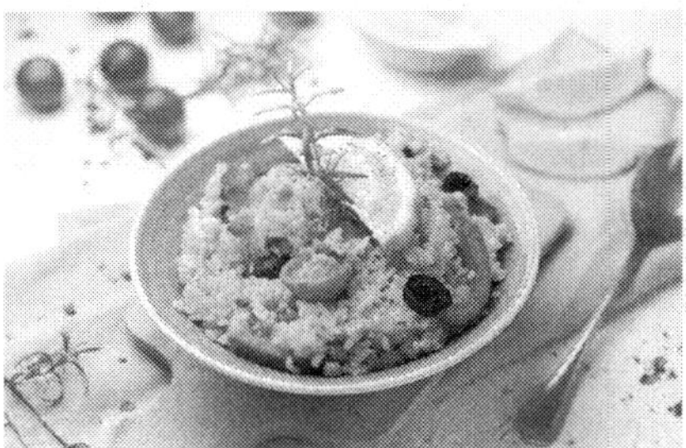

Avocado-Nudeln mit Garnelen

Dauer	Portion(en)	Grad
30 Minuten	2	mittel

Zutaten

250 g Spaghetti | 1 Avocado | 20 g Rucola | 1 Limette | 1 Knoblauchzehe | 200 g Cherry-Tomaten | 200 g küchenfertige Garnelen | 2 EL Olivenöl | Meersalz, Pfeffer | Chiliflocken

Zubereitung

1. Die Nudeln in reichlich kochendem Wasser bissfest kochen. Danach in einem Sieb abgießen.
2. In der Zwischenzeit die Avocado halbieren, entkernen und das Fruchtfleisch auslösen. Den Rucola waschen und trocknen. Die Limette auspressen. Den Knoblauch schälen und fein hacken. Die Tomaten waschen.
3. In einem hohen Gefäß Avocado, Rucola, 1 EL Öl und Limettensaft mit dem Stabmixer pürieren, ggf. etwas Wasser zugeben.
4. Die Garnelen abspülen und trockentupfen. Dann in einer Pfanne mit dem restlichen Öl die Garnelen bei mittlerer Hitze rundherum **2 Minuten** anbraten. Die Tomaten und den Knoblauch zufügen und nochmal **3 Minuten** anbraten.
5. Die Nudeln mit dem Avocadopüree vermengen und mit Salz, Pfeffer und Chili würzen. Dann mit den Garnelen servieren.

Nährwerte pro Portion

Kcal	**KH** [g]	**E** [g]	**F** [g]
550	49	19	27

Gedämpfte Bärlauch-Karotten mit Quinoa

Dauer	Portion(en)	Grad
45 Minuten	2	mittel

Zutaten

12 kleine Karotten | 1 Bund Bärlauch | 300 ml Gemüsebrühe | 120 g Quinoa | 1 EL Sesam | Meersalz, Pfeffer

Zubereitung

1. Die Karotten waschen und schälen. Den Bärlauch waschen und ein paar kleine Blätter zur Seite legen. Die Karotten nun mit je 2-3 Bärlauchblättern fest umwickeln. Dann in einen Dämpfeinsatz geben.
2. In einem Topf die Brühe aufkochen und unter Rühren die Quinoa einstreuen. Dann abgedeckt **etwa 25 Minuten** bei geringer Hitze köcheln lassen, dabei ab und zu umrühren.
3. In einem zweiten breiten Topf etwa 2-4 cm Wasser einfüllen und aufkochen. Den Dämpfeinsatz einsetzen und die Karotten etwa **15 Minuten** zugedeckt dämpfen lassen.
4. Den Sesam in einer Pfanne ohne Fett anrösten, danach im Mörser zerstoßen. Den Sesam unter die Quinoa mischen und alles salzen und pfeffern. Dann auf Tellern anrichten und die Möhren darauf anrichten. Mit dem übrigen Bärlauch garnieren.

Nährwerte pro Portion

Kcal	**KH** [g]	**E** [g]	**F** [g]
296	51	10	4

Forelle auf Salat mit Kartoffeln

Dauer	Portion(en)	Grad
30 Minuten	2	leicht

Zutaten

400 g kleine Kartoffeln | 1 Schalotte | 1 Bund Dill | 250 g Römersalat | 300 g fettarmer Joghurt | 10 g Meerrettichwurzel | 1 TL Honig | Meersalz, Pfeffer | 4 geräucherte Forellenfilets à 75 g

Zubereitung

1. Die Kartoffeln waschen und in kochendem Salzwasser etwa **20 Minuten** kochen.
2. In der Zwischenzeit die Schalotte schälen, fein hacken und mit dem Joghurt in einer kleinen Schüssel vermengen.
3. Den Dill waschen, die Fähnchen zupfen und fein hacken. Den Meerrettich schälen und fein raspeln. Dann beides unter den Joghurt rühren.
4. Den Salat waschen und abtropfen lassen. Dann in mundgerechte Stücke schneiden. Die Kartoffeln abgießen und pellen.
5. Den Salt mit den Fischfilets auf Tellern anrichten und mit den Pellkartoffeln und der Creme servieren.

Nährwerte pro Portion

Kcal	**KH** [g]	**E** [g]	**F** [g]
456	42	44	12

Gefüllte Putenschnitzel auf Spinat

Dauer	Portion(en)	Grad
30 Minuten	2	mittel

Zutaten

6 dünne Putenschnitzel | 6 Schb. Parmaschinken | 1 Stiel Salbei | Meersalz, Pfeffer | 400 g Blattspinat | 2 Zwiebel | 3 EL Olivenöl

Zubereitung

1. Die Schnitzel zwischen 2 Bögen Folie flachklopfen. Den Schinken quer halbieren. Den Salbei waschen und 6 Blätter zupfen. Nun jedes Schnitzel mit Schinken und Salbei belegen. Die Schnitzel zusammenklappen und mit Zahnstochern fixieren. Dann salzen und pfeffern.
2. Den Spinat waschen und gut abtropfen lassen. Die Zwiebel schälen und in feine Würfel schneiden.
3. In einer Grillpfanne die Schnitzel je Seite **4 Minuten** anbraten.
4. In der Zwischenzeit in einem Topf das Öl erhitzen und die Zwiebeln glasig andünsten. Den Spinat dazugeben und unter ständigem Rühren zusammenfallen lassen. Dann salzen und pfeffern.
5. Den Spinat auf Teller verteilen und die Schnitzel darauf anrichten.

Nährwerte pro Portion

Kcal	**KH** [g]	**E** [g]	**F** [g]
571	7	62	33

Gefüllte Champignons mit Putenbrust

Dauer	Portion(en)	Grad
35 Minuten	2	leicht

Zutaten

4 Riesen-Champignons | 300 g Putenbrustfilet | 100 g geschälte Tomaten – Dose | Italienische Kräuter | Meersalz, Pfeffer, Grillgewürz

Zubereitung

1. Den Backofen auf 220°C vorheizen.
2. Die Champignons putzen und die Stiele aus den Pilzen herauslösen. Die Stiele und das Putenfleisch im Fleischwolf zu Hackfleisch verarbeiten. Dann mit Kräutern und Gewürzen kräftig abschmecken. Aus der Masse 4 Frikadellen formen.
3. Die Pilzkappen mit den Öffnungen nach oben in eine ofenfeste Form legen und etwas pfeffern. Dann die Frikadellen in die Kappen legen und die Tomaten darauf geben.
4. Die Pilze für **20-25 Minuten** in den Backofen geben.

Nährwerte pro Portion

Kcal	**KH** [g]	**E** [g]	**F** [g]
246	13	39	5

Grill-Forelle mit Dillbutter

Dauer	Portion(en)	Grad
35 Minuten	2	schwer

Zutaten

2 frische Forellen | ½ Salatgurke | 6 Zweige Dill | 60 g Butter | 1 Zitrone | 1 TL Meersalz | 1 TL weißer Pfeffer | 2 Prisen Muskatnuss

Zubereitung

1. Die Fische kalt abspülen und trockentupfen. Die Gurke waschen, halbieren und entkernen. Dann in dünne Scheiben schneiden. Den Dill waschen und klein schneiden. Die Zitrone auspressen.
2. Die Butter schmelzen lassen und mit Gurken und Dill verrühren. Dann mit Salz, Pfeffer und Muskat würzen und den Zitronensaft unterrühren.
3. Die Forellen mit der Butter füllen und auf ein Stück Alufolie legen. Die übrige Butter darüber geben. Die Fische nun fest in die Folie einwickeln und die Enden verschließen.
4. Die Forellen jeweils von beiden Seiten **10 Minuten** auf den Grill legen.

Nährwerte pro Portion

Kcal	**KH** [g]	**E** [g]	**F** [g]
433	4	41	29

Gemüsespieße mit Tofu

Dauer	Portion(en)	Grad
25 Minuten	2	leicht

Zutaten

1 rote Zwiebel | 8 Champignons | ½ gelbe Paprika | ½ rote Paprika | 120 g Räuchertofu | 4 EL Erdnussöl | 1 TL Kreuzkümmel | 1 TL Thymian

Zubereitung

1. Die Zwiebel schälen, vierteln und mittig auseinanderpflücken. Die Pilze putzen und die Stiele entfernen. Die Paprika waschen, entkernen und grob zerkleinern. Den Tofu in grobe Stücke schneiden.
2. Nun alles abwechselnd auf Grillspieße stecken.
3. In einer Schale das Öl mit den Kräutern verrühren und die Spieße damit rundherum einstreichen.
4. In einer Pfanne oder auf dem Grill die Spieße rundherum anbraten.

Nährwerte pro Portion

Kcal	**KH** [g]	**E** [g]	**F** [g]
225	11	17	16

Gemüse-Hähnchen vom Backblech

Dauer	Portion(en)	Grad
60 Minuten	4	mittel

Zutaten

8 Hähnchenkeulen | Meersalz, Pfeffer | 600 g kleine Kartoffeln | 3 rote Paprika | 200 g Mini-Maiskolben | 2 Zwiebeln | ½ Bund Petersilie | 4 EL natives Olivenöl | 1 Avocado

Zubereitung

1. Die Keulen waschen und am Gelenk durchschneiden. Dann salzen und pfeffern
2. Die Kartoffeln waschen und vierteln. Die Paprika waschen, halbieren, entkernen und in feine Streifen schneiden. Die Mini-Maiskolben gründlich waschen. Die Zwiebeln schälen und in Spalten schneiden.
3. Den Backofen auf 200°C vorheizen.
4. Die Mini-Maiskolben mit Paprika, Kartoffeln, Zwiebeln und der Petersilie auf einem Backblech mit dem Öl vermengen, dann mit Salz und Pfeffer würzen. Die Keulen darauf verteilen und dann im Ofen etwa **30 Minuten** garen.
5. In der Zwischenzeit die Avocado halbieren und entkernen, Das Fruchtfleisch auslösen und in Würfel schneiden. Nach **30 Minuten** unter das Ofengemüse mischen und alles für weitere **10 Minuten** garen.
6. Danach aus dem Ofen ziehen und servieren.

Nährwerte pro Portion

Kcal	**KH** [g]	**E** [g]	**F** [g]
739	35	40	49

Hähnchenkeulen mit Kartoffelspalten

Dauer	Portion(en)	Grad
50 Minuten	2	leicht

Zutaten

4 Hähnchenkeulen | Paprikapulver | 4 Kartoffeln | 2 Zucchini | 2 Möhren | 2 Knoblauchzehen | Thymian | Rosmarin | Salbeiblätter | Olivenöl

Zubereitung

1. Die Keulen abwaschen und mit etwas Öl und Paprika einreiben.
2. Die Kartoffeln, Zucchini und Möhren schälen und in Spalten schneiden. Den Knoblauch schälen und zerdrücken.
3. Den Backofen auf 220°C vorheizen. Ein Backblech mit Backpapier auslegen.
4. Das Gemüse und die Kartoffeln auf dem Blech verteilen und die Hähnchenkeulen darauf geben. Den Knoblauch zwischen das Gemüse geben. Dann die Kräuter auf dem Blech verteilen und alles mit Olivenöl beträufeln.
5. Das Backblech mit Alufolie bedecken und für **35-40 Minuten** in den Ofen geben. In den letzten **10 Minuten** die Folie herunternehmen.
6. Die Keulen mit Kartoffeln und Gemüse anrichten und servieren.

Nährwerte pro Portion

Kcal	**KH** [g]	**E** [g]	**F** [g]
411	19	19	29

Protein-Bowl

Dauer	Portion(en)	Grad
40 Minuten	4	mittel

Zutaten

400 g frischer Lachs | 150 g Sushireis | 1 Limette | 5 EL Sojasoße | Chilipulver, Meersalz | 1 TL flüssiger Honig | ½ Avocado | 1 Mango | 6 Radieschen | 2 Lauchzwiebeln | 250 g Edamame | 2 Stängel Koriander | Je 1 EL schwarze und weiße Sesamsamen | 150 g Seealgensalat | 400 g Rotkohl

Zubereitung

1. Den Lachs in 1-2 cm große Würfel schneiden.
2. Inzwischen den Reis nach Packungsanweisung kochen und dann auf einem Teller abkühlen lassen.
3. Die Limette halbieren und auspressen. Den Saft mit Sojasoße, etwas Chilipulver und Honig vermischen. Den Fisch zugeben und durchrühren. Dann abgedeckt in den Kühlschrank stellen.
4. Die Avocado halbieren und das Fruchtfleisch klein würfeln. Die Mango schälen, halbieren und würfeln. Die Radieschen und Lauchzwiebeln in feine Scheiben schneiden.
5. Die Edamame Bohnen aus den Hülsen auslösen, waschen und trocknen. Den Koriander waschen und die Blätter fein hacken. Den Sesam in einer Pfanne ohne Fett anrösten.
6. Den Rotkohl in ganz feine Streifen schneiden. Dann in einer Schüssel mit Salz weich kneten.
7. Den Reis in eine Salatschüssel gebe, dann Gemüse, Salat und Obst darauf verteilen. Den Fisch darüber geben und alles mit Koriander und Sesam bestreuen.

Nährwerte pro Portion

Kcal	KH [g]	E [g]	F [g]
522	53	30	20

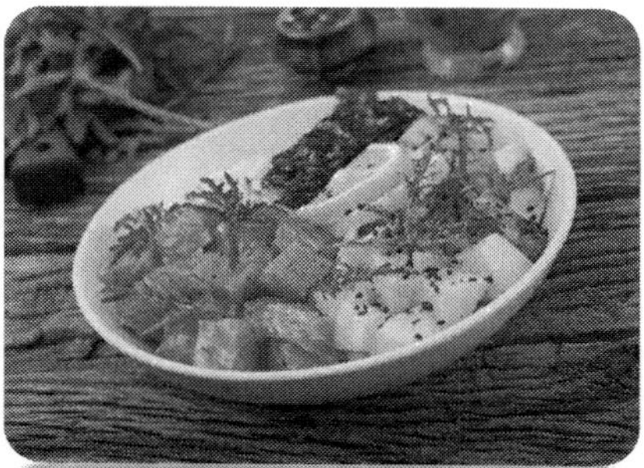

Hähnchen-Wraps mit Tsatsiki

Dauer	Portion(en)	Grad
20 Minuten	2	leicht

Zutaten

2 Blätter Radicchio | 2 Blatt Eisbergsalat | 2 Frühlingszwiebeln | 2 kleine Tomaten | 200 g Hähnchenbrustfilet | 2 Wraps | Meersalz, Pfeffer | 4 EL Quark | 2 EL Kräuter-Frischkäse | 4 EL Milch | 2 Knoblauchzehen | ½ Salatgurke

Zubereitung

1. Den Salat und das Gemüse waschen. Die Salatblätter in Streifen schneiden. Die Frühlingszwiebeln in feine Ringe schneiden. Die Tomaten in Scheiben schneiden.
2. Das Fleisch waschen, trockentupfen und salzen und pfeffern. Dann in einer Pfanne mit etwas Öl rundherum etwa **6 Minuten** anbraten. Danach herausnehmen und in Streifen schneiden. Die Wraps in der Pfanne ohne Fett leicht erwärmen.
3. Den Knoblauch schälen und zerdrücken. Die Gurke waschen und danach reiben. Dann beides mit Quark, Frischkäse und Milch verrühren.
4. Die Wraps mit dem Tsatsiki bestreichen und Salat, Tomate, Frühlingszwiebeln und Fleisch darauf verteilen. Leicht salzen und pfeffern und dann einrollen. Die übrige Soße dazu reichen.

Nährwerte pro Portion

Kcal	**KH** [g]	**E** [g]	**F** [g]
275	21	28	10

Hühnerfrikassee mit Brokkoli

Dauer	Portion(en)	Grad
25 Minuten	2	mittel

Zutaten

400 g Brokkoli | 300 g Hähnchenbrustfilets | 1 Zwiebel | ½ Bio-Zitrone | 2 EL Rapsöl | 200 ml heiße Gemüsebrühe | 4 EL Kräuter-Frischkäse | 2 EL Worcestersoße

Zubereitung

1. Den Brokkoli in mundgerechte Stücke schneiden. Das Fleisch in feine Streifen schneiden. Die Zwiebel schälen und in kleine Würfel schneiden. Die Zitrone auspressen.
2. In einem Topf das Öl erhitzen und das Fleisch bei großer Hitze etwa **4 Minuten** rundherum anbraten. Dann auf einem Teller zur Seite stellen.
3. Den Brokkoli in den Topf geben und mit den Zwiebeln etwa **5 Minuten** anbraten, anschließend die Gemüsebrühe dazugeben und weitere **5 Minuten** köcheln lassen.
4. Den Frischkäse und das Fleisch in den Topf geben und nochmal **2 Minuten** kochen lassen. Mit Gewürzen, Zitronensaft und Worcestersoße abschmecken.

Nährwerte pro Portion

Kcal	**KH** [g]	**E** [g]	**F** [g]
412	8	39	23

Kartoffel-Nudel-Pfanne

Dauer	**Portion(en)**	**Grad**
50 Minuten	4	leicht

Zutaten

400 g Kartoffeln | 200 g Vollkorn-Nudeln | Meersalz, Pfeffer | 1 Zwiebel | 2 Zucchini | 85 g Lachsschinken | 3 EL Rapsöl | 4 Eier | 1 Bund Schnittlauch

Zubereitung

1. Die Kartoffeln Salzwasser kochen.
2. Die Nudeln in viel Salzwasser nach Packungsanweisung bissfest garen, dann abgießen und gut abtropfen lassen.
3. Die Pellkartoffeln pellen und in dünne Scheiben schneiden. Die Zwiebel schälen und fein hacken. Die Zucchini waschen und in Scheiben schneiden. Den Schinken klein würfeln.
4. In einer großen Pfanne das Öl erhitzen und die Kartoffeln unter Wenden etwa **8 Minuten** anbraten. Die Zwiebeln, Zucchini und den Schinken dazugeben und unter Rühren **5 Minuten** mitbraten. Danach würzen und die Nudeln unterschwenken.
5. Die Eier aufschlagen und als Spiegeleier auf die Kartoffeln geben. Salzen, pfeffern und dann **5 Minuten** stocken lassen.
6. In der Zwischenzeit das Schnittlauch waschen und in Röllchen schneiden.
7. Den Pfanneninhalt auf Teller verteilen und mit Schnittlauch bestreuen.

Nährwerte pro Portion

Kcal	**KH** [g]	**E** [g]	**F** [g]
372	50	20	9

Gemüse-Thunfisch-Auflauf

Dauer	**Portion(en)**	**Grad**
60 Minuten	4	leicht

Zutaten

3 Tomaten | 1 Zucchini | 1 gelbe Paprika | 1 rote Paprika | 220 g Kartoffeln | 1 Dose Thunfisch | 2 TL Rapsöl | 1 Ei | 30 g Proteinpulver | 200 g körniger Frischkäse | 1 TL Gemüsebrühe | 35 g geriebener Käse | Meersalz, Pfeffer, Muskat, Chili

Zubereitung

1. Das Gemüse und die Kartoffeln gründlich waschen. Die Tomaten, Zucchini und Paprika klein schneiden. Die Kartoffeln schälen und in feine Scheiben schneiden. Den Thunfisch abtropfen lassen.
2. Den Backofen auf 175°C vorheizen.
3. In einer Pfanne das Öl erhitzen und Gemüse, Kartoffeln und Thunfisch etwa **3 Minuten** andünsten. Dabei mit den Gewürzen abschmecken.
4. In einem hohen Gefäß das Ei, Proteinpulver, Frischkäse und Gemüsebrühe gut vermengen. Die Mischung dann in einer Auflaufform mit Gemüse und Thunfisch vermengen. Den geriebenen Käse darüber streuen.
5. Den Auflauf etwa **40-45 Minuten** in den Backofen geben.

Nährwerte pro Portion

Kcal	**KH** [g]	**E** [g]	**F** [g]
211	13	19	8

Omelett der Provence

Dauer	Portion(en)	Grad
20 Minuten	2	leicht

Zutaten

½ Zucchini | ½ Aubergine | ½ rote Paprika | 1 Schalotte | 1 Knoblauchzehe | 2 EL Rapsöl | Meersalz, Pfeffer | 4 Eier | 4 EL Milch | 2 TL getrocknete Kräuter der Provence | 2 EL entsteinte schwarze Oliven

Zubereitung

1. Die Zucchini und Aubergine waschen und in Würfel schneiden. Die Paprika entkernen und in feine Streifen schneiden. Die Schalotte und den Knoblauch schälen und fein würfeln. Die Oliven hacken.
2. In einer Pfanne das Öl erhitzen und Aubergine, Zucchini und Paprika unter Rühren etwa **3 Minuten** anbraten. Dann Knoblauch und Schalotten zugeben und kurze Zeit mitbraten. Alles kräftig salzen und pfeffern.
3. In einer Schüssel Eier, Milch und Kräuter vermengen. Die Mischung über das Gemüse gießen und abgedeckt **5 Minuten** stocken lassen, dabei die Pfanne ab und zu etwas rütteln.
4. Das Omelett auf zwei Tellern anrichten und mit den Oliven bestreuen.

Nährwerte pro Portion

Kcal	**KH** [g]	**E** [g]	**F** [g]
311	6	19	23

Orangen-Lachs mit Reis

Dauer	Portion(en)	Grad
40 Minuten	4	leicht

Zutaten

250 g Basmati-Reis | Meersalz, Pfeffer | 1 Orange | 1 HV Kräuter – Dill und Petersilie | 4 EL Olivenöl | 500 g Lachsfilets | 50 g Cashewkerne

Zubereitung

1. Den Reis nach Packungsanleitung in Salzwasser bissfest kochen.
2. In der Zwischenzeit die Orange heiß abspülen, trockentupfen und die Schale fein abreiben. Den Saft auspressen. Die Kräuter waschen und hacken.
3. In einer Schüssel Orangenschale, Orangensaft, Kräuter, Öl, Salz und Pfeffer zu einer Marinade verrühren.
4. Den Backofen auf 200°C vorheizen. Eine Auflaufform mit Öl ausstreichen.
5. Den Fisch abspülen, trocknen und in der Marinade wenden. Die Cashewkerne hacken.
6. Den Reis gleichmäßig in der Auflaufform verteilen, die Kerne untermischen und die Fischfilets darauf geben. Mit der übrigen Marinade beträufeln und dann im Ofen etwa **20 Minuten** garen.

Nährwerte pro Portion

Kcal	**KH** [g]	**E** [g]	**F** [g]
529	53	33	21

Pizza Margarita mit Thunfisch-Boden

Dauer	Portion(en)	Grad
45 Minuten	1 Pizza	leicht

Zutaten

1 Dose Thunfisch im eigenen Saft | 2 Eier | 30 g geriebener Parmesan | Meersalz, Pfeffer | Italienische Kräutermischung | 75 g passierte Tomaten | Olivenöl | 90 g Mozzarella | 3 frische Tomaten | Basilikum

Zubereitung

1. Den Backofen auf 180°C Umluft vorheizen. Ein Backblech mit Backpapier belegen.
2. Den Thunfisch in einem Sieb abtropfen lassen. In einer Schüssel die Eier verquirlen und den Parmesan und Thunfisch zugeben und gut vermengen. Mit Salz, Pfeffer und der Kräutermischung abschmecken. Dann gut durchrühren und **10 Minuten** ruhen lassen. Die Masse auf dem Backblech verteilen und etwa **15 Minuten** im Ofen vorbacken.
3. In der Zwischenzeit die passierten Tomaten mit etwas Olivenöl vermischen und würzen. Den Mozzarella abtropfen lassen und in Scheiben schneiden. Die Tomaten waschen und auch in Scheiben schneiden.
4. Den Pizzaboden danach etwas auskühlen lassen und mit der Soße großzügig bestreichen. Dann mit Tomaten und Mozzarella belegen und im Ofen weitere **10-12 Minuten** backen.
5. Den Basilikum waschen, hacken und die Pizza damit bestreuen.

Nährwerte pro Pizza

Kcal	**KH** [g]	**E** [g]	**F** [g]
570	4	59	34

Pellkartoffeln mit Quark und Leinöl

Dauer	Portion(en)	Grad
30 Minuten	4	leicht

Zutaten

1 kg festkochende Kartoffeln | 1 EL Kümmel | 500 g Quark | 130 ml fettarme Milch | Meersalz | ½ Bund Schnittlauch | 5 EL Leinöl

Zubereitung

1. Die Kartoffeln waschen und mit dem Kümmel in einen Topf geben. Dann mit Wasser bedecken und kurz aufkochen. Bei mittlerer Hitze etwa **20-25 Minuten** zugedeckt kochen lassen.
2. In der Zwischenzeit den Quark mit der Milch glattrühren und salzen.
3. Den Schnittlauch waschen und in feine Röllchen schneiden.
4. Die Kartoffeln abgießen, abschrecken und dann pellen.
5. Die Pellkartoffeln auf Tellern mit dem Quark anrichten. Nun mit Schnittlauch bestreuen und mit Leinöl beträufeln.

Nährwerte pro Portion

Kcal	**KH** [g]	**E** [g]	**F** [g]
325	43	21	7

Putenbrust auf buntem Salat

Dauer	Portion(en)	Grad
30 Minuten	2	leicht

Zutaten

300 g Putenbrustfilet | 5 g frischer Ingwer | 1 Knoblauchzehe | 1 grüne Paprika | 1 rote Paprika | 2 Tomaten | 1 Schalotte | ½ Cantaloupe-Melone | Meersalz, Pfeffer | 4 TL Olivenöl | 2 EL Weinessig | 1 Prise Zucker | ½ Bund Basilikum

Zubereitung

1. Das Fleisch abspülen und in Streifen schneiden. Dann in einer Schüssel salzen und pfeffern.
2. Den Ingwer und Knoblauch schälen und fein hacken. Beides mit 1 TL Öl unter das Fleisch mischen und abgedeckt etwa **15 Minuten** marinieren lassen.
3. Die Paprikas halbieren, entkernen und würfeln. Die Tomaten waschen und die Stielansätze entfernen. Die Tomaten in Scheiben schneiden.
4. Die Schalotte schälen und in sehr feine Ringe schneiden. Die Melone entkernen, das Fruchtfleisch herauslösen und in Würfel schneiden.
5. Aus Essig, dem übrigen Öl, Zucker, Salz und Pfeffer eine Soße rühren.
6. Das Basilikum waschen, die Blätter zupfen und in feine Streifen schneiden. Dann mit Tomaten, Schalotten, Melonen und Paprika unter die Soße heben.
7. Die Pfanne erhitzen und das Fleisch bei mittlerer Hitze rundherum anbraten. Mit Salz und Pfeffer würzen.
8. Den Salat auf Tellern anrichten und das Fleisch darüber geben.

Nährwerte pro Portion

Kcal	KH [g]	E [g]	F [g]
412	25	36	19

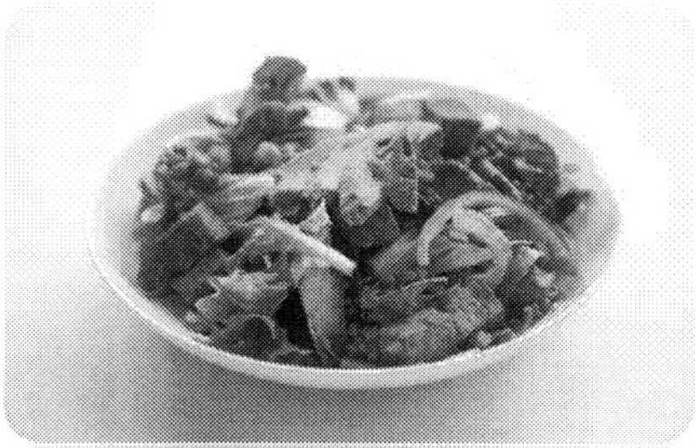

Rinder-Steaks auf Ofengemüse

Dauer	Portion(en)	Grad
45 Minuten	4	mittel

Zutaten

500 g Knollensellerie | 2 Kohlrabi | 3 Karotten | 2 rote Zwiebeln | 75 g getrocknete Datteln | 3 EL Olivenöl | Meersalz, Pfeffer | 1 EL Rapsöl | 2 EL Balsamico | 600 g Rinderfilet

Zubereitung

1. Den Backofen auf 200°C vorheizen.
2. Den Sellerie, Kohlrabi und die Karotten schälen und klein schneiden. Die Zwiebeln schälen und in dünne Ringe schneiden. Die Datteln in Spalten schneiden.
3. Nun Karotten, Kohlrabi und Sellerie auf ein Backblech geben, mit dem Olivenöl beträufeln und salzen und pfeffern. Alles gut durchmischen und dann unter Wenden etwa **30 Minuten** backen.
4. In einer Pfanne das Rapsöl erhitzen und die Zwiebeln bei mittlerer Hitze etwa **4 Minuten** anbraten. Mit dem Balsamico ablöschen und etwa **2 Minuten** köcheln lassen. Die Datteln zufügen und alles salzen und pfeffern. Die Pfanne vom Herd ziehen.
5. Das Fleisch in etwa 2 ½ cm dicke Steaks schneiden und in einer anderen Pfanne etwa **2-4 Minuten** kräftig anbraten.
6. Das Ofengemüse mit Datteln und Zwiebeln anrichten. Die Steaks salzen und pfeffern und dazu reichen.

Nährwerte pro Portion

Kcal	KH [g]	E [g]	F [g]
329	29	37	7

Quinoa-Gemüse-Pfanne

Dauer	Portion(en)	Grad
30 Minuten	4	leicht

Zutaten

200 g Quinoa | 200 ml Gemüsebrühe | 1 gelbe Paprika | 1 rote Paprika | 2 Möhren | 500 g Brokkoli | 2 Zwiebeln | 2 Knoblauchzehen | 1 EL Kurkuma | 3 TL Chili-Gewürzmischung | 2 EL Kokosöl | Meersalz, Pfeffer

Zubereitung

1. Die Quinoa nach Packungsanweisung zubereiten.
2. Die Paprika waschen, entkernen und klein würfeln. Die Möhren schälen und würfeln. Den Brokkoli waschen und in kleine Röschen teilen. Die Zwiebeln und Knoblauch schälen und fein hacken.
3. Das Kokosöl in einer Pfanne erhitzen und das gesamte Gemüse **5 Minuten** bei mittlerer Hitze anbraten. Mit Brühe aufgießen und alles für weitere **5 Minuten** köcheln lassen.
4. Die Quinoa mit dem Pfanneninhalt vermengen und alles Mit Kurkuma, Chili, Salz und Pfeffer abschmecken.

Nährwerte pro Portion

Kcal	KH [g]	E [g]	F [g]
320	53	12	6

Zander mit Kruste auf Püree

Dauer	Portion(en)	Grad
40 Minuten	4	mittel

Zutaten

20 g frische Petersilie | 85 g Vollkorn-Paniermehl | 2 EL Senf | 2 Eigelbe | 2 Süßkartoffeln | Meersalz, Pfeffer | 4 Zander-Filets | 15 g Weizen-Vollkornmehl | 3 EL natives Olivenöl | 60 ml fettarme Milch | ½ TL Kreuzkümmel | 1 Zitrone

Zubereitung

1. Die Petersilie waschen und hacken. Dann mit dem Paniermehl vermischen. In einer kleinen Schale den Senf mit den Eigelben verrühren.
2. Die Süßkartoffeln schälen, würfeln und in Salzwasser **20 Minuten** kochen.
3. In der Zwischenzeit den Fisch abspülen, trockentupfen und salzen und pfeffern. Dann im Mehl wenden und mit der Senf-Ei-Mischung rundherum einstreichen. Nun im Paniermehl wälzen.
4. In einer Pfanne das Öl erhitzen und den Fisch beidseitig etwa **4 Minuten** pro Seite anbraten.
5. In einem kleinen Topf die Milch erhitzen und zu den Süßkartoffeln geben und mit einem Stampfer zu einem Püree verarbeiten. Mit Kreuzkümmel, Salz und Pfeffer abschmecken.
6. Die Zitrone heiß abwaschen und vierteln. Das Püree auf Tellern anrichten und die Fischfilets darauf setzen. Die Zitronen dazu reichen.

Nährwerte pro Portion

Kcal	KH [g]	E [g]	F [g]
421	37	37	15

Omelettburger

Dauer	Portion(en)	Grad
20 Minuten	1	leicht

Zutaten

½ Zucchini | 1 Stängel glatte Petersilie | 1 Schb. Putenbrustaufschnitt | 1 Ei | 1 EL fettarme Milch | Meersalz, Pfeffer | 1 EL Rapsöl | 1 Vollkorn-Burgerbrötchen | 1 EL Kräuterquark | 1 Blatt grüner Salat | 1 kleine Tomate

Zubereitung

1. Die Zucchini waschen und grob raspeln. Die Petersilie waschen, die Blätter zupfen und hacken. Den Aufschnitt in feine Streifen schneiden.
2. In einer kleinen Schale das Ei mit Milch und etwas Salz und Pfeffer verquirlen. Die Zucchini, Petersilie und Putenbrust untermischen.
3. In einer kleinen Pfanne das Öl erhitzen und die Eimasse hineingeben. Dann bei geringer Hitze **2 Minuten** auf einer Seite stocken lassen. Dann wenden und die andere Seite garziehen lassen.
4. Das Brötchen halbieren und mit dem Quark bestreichen. Das Salatblatt auf die untere Hälfte legen und das Omelett darüberlegen.
5. Die Tomate waschen und in Scheiben schneiden. Auf das Omelett legen und die obere Brötchenhälfte auflegen. Dann sofort servieren.

Nährwerte pro Portion

Kcal	KH [g]	E [g]	F [g]
388	28	16	24

Snacks

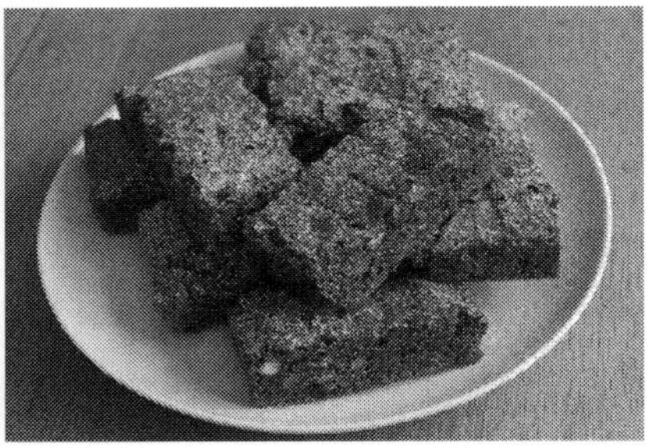

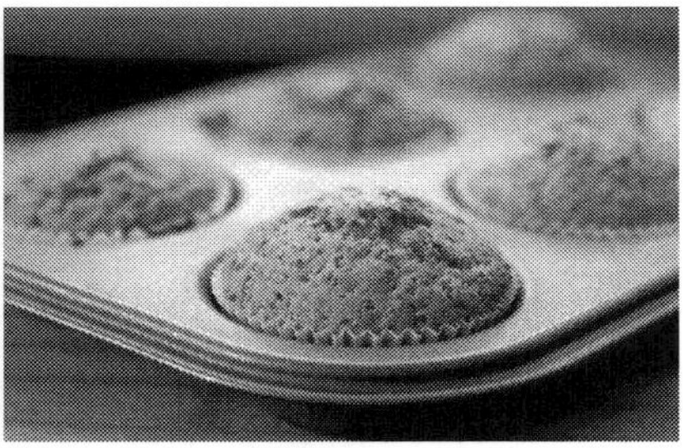

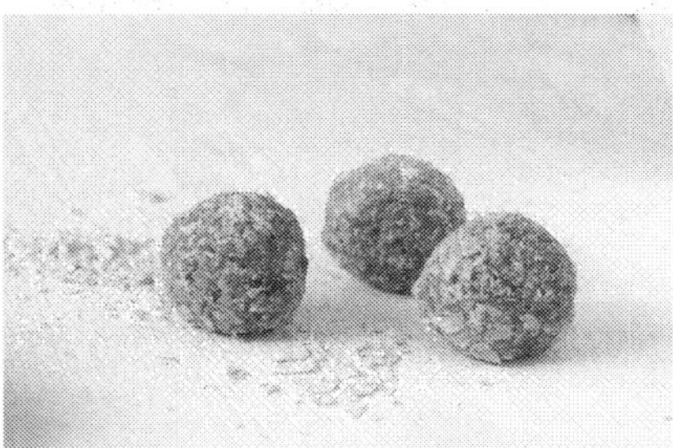

Apfel-Zimt Energy Balls

Dauer	**Portion(en)**	**Grad**
10 Minuten	12 Stück	leicht

Zutaten

1 EL flüssiger Honig | 1 EL Hanfsamen | 1 EL Leinsamen | 175 g getrocknete Datteln | 100 g getrocknete Apfelringe | 50 g zarte Haferflocken | ½ TL Zimtpulver

Zubereitung

1. Alle Zutaten in ein hohes Gefäß geben und mit dem Pürierstab zu einer homogenen Masse zerkleinern.
2. Aus der Masse nun 12 Energie-Kugeln rollen – fertig!

Nährwerte pro Kugel

Kcal	**KH** [g]	**E** [g]	**F** [g]
92	20	1	1

Brownies

Dauer	Portion(en)	Grad
50 Minuten	1 Backform	leicht

Zutaten

250 g Kidneybohnen | 2 TL Weinstein-Backpulver | 3 EL Kokosöl | 30 g Kakaopulver | 1 EL Erdnussbutter | 2 Eier | 40 g Xylit | 40 g Schoko-Proteinpulver | Pflanzenmilch

Zubereitung

1. Die Kidneybohnen in einem Sieb klar abspülen und gut abtropfen lassen.
2. Den Backofen auf 180°C Umluft vorheizen.
3. Nun alle Zutaten in ein hohes Gefäß geben und mit dem Stabmixer pürieren. Ggf. noch etwas Milch dazugeben, wenn der Teig zu fest ist.
4. Den Teig in eine Backform füllen und **30-40 Minuten** backen.
5. Den Kuchen etwas abkühlen lassen und dann in Quadrate schneiden.

Nährwerte pro Form

Kcal	**KH** [g]	**E** [g]	**F** [g]
952	80	75	42

Cookies mit Erdnussbutter

Dauer	Portion(en)	Grad
20 Minuten	15 Kekse	leicht

Zutaten

175 g Erythrit | 5 g Apfelextrakt | 1 gestrichener TL Weinstein-Backpulver | 250 g Erdnussbutter | 100 g Zartbitterschokolade | 1 Ei

Zubereitung

1. Den Backofen auf 180°C vorheizen. Ein Backblech mit Backpapier auslegen.
2. Das Erythrit mit dem Apfelextrakt und dem Backpulver vermischen. Die Erdnussbutter und das Ei dazugeben und mit dem Stabmixer cremig pürieren.
3. Die Schokolade sehr fein raspeln und unter den Teig heben.
4. Aus dem Teig kleine Kugeln formen und etwas flach drücken. Dann auf dem Blech verteilen und etwa **12-15 Minuten** goldbraun backen.

Nährwerte pro Keks

Kcal	**KH** [g]	**E** [g]	**F** [g]
144	6	5	11

Erdnuss-Knabberstangen

Dauer	Portion(en)	Grad
25 Minuten	24 Stück	mittel

Zutaten

65 g gesalzene Erdnüsse | ½ TL Pfefferkörner | 100 g gemahlene Mandeln | 100 g Weizen-Vollkornmehl | 1 TL Weinstein-Backpulver | 1 Ei | 60 ml Wasser

Zubereitung

1. Die Erdnüsse fein hacken. Die Pfefferkörner im Mörser grob zerstoßen.
2. Die Erdnüsse, Pfefferkörner, Mandeln, Mehl und Backpulver gut vermischen.
3. Das Ei und Wasser zufügen und zu einem festen Teig kneten.
4. Den Backofen auf 170°C vorheizen. Ein Backblech mit Backpapier auslegen.
5. Auf einer bemehlten Fläche den Teig zu einer Rolle von etwa 20x2 cm formen. Dann im Ofen etwa **12-15 Minuten** backen.
6. Den Teig aus dem Ofen nehmen und in 24 Stücke zerschneiden.

Nährwerte pro Stück

Kcal	**KH** [g]	**E** [g]	**F** [g]
60	3	2	4

Hüttenkäse-Taler

Dauer	Portion(en)	Grad
20 Minuten	4	leicht

Zutaten

4 Zweige Rosmarin | 5 Stiele Petersilie | 1 Bund Schnittlauch | 135 g Cherrytomaten | 65 g Vollkornmehl | 200 g Hüttenkäse | Meersalz, Pfeffer | Chiliflocken | 2 EL Olivenöl

Zubereitung

1. Die Kräuter waschen, trockenschütteln und sehr fein hacken. Die Tomaten waschen und fein würfeln.
2. In einer Schüssel den Hüttenkäse mit Mehl, Kräutern und Tomaten gut verrühren. Alles mit Salz, Pfeffer und Chili würzen. Aus der Masse 8 Taler formen.
3. In einer Pfanne das Öl erhitzen und die Taler etwa **10 Minuten** beidseitig anbraten.

Nährwerte pro Portion

Kcal	**KH** [g]	**E** [g]	**F** [g]
171	12	8	9

Käse-Kräuter-Muffins

Dauer	Portion(en)	Grad
45 Minuten	4 Muffins	leicht

Zutaten

100 g gemahlene Mandeln | 75 g Weizen-Vollkornmehl | 1 TL Weinstein-Backpulver | ½ TL Meersalz | 120 g geriebener Käse | 2 EL Kräuter | 100 ml lauwarmes Wasser | 1 Ei | 1 EL Olivenöl

Zubereitung

1. In einer Schüssel Mandeln, Mehl, Backpulver, Salz, Käse und Kräuter gut miteinander vermengen.
2. Das Wasser mit Ei und Öl in einer anderen Schüssel verrühren. Dann nach und nach die anderen Zutaten unterrühren.
3. Den Backofen auf 170°C vorheizen. 4 Muffinförmchen gut einfetten.
4. Den Teig in die Förmchen füllen und etwa **30-35 Minuten** backen.

Nährwerte pro Muffin

Kcal	**KH** [g]	**E** [g]	**F** [g]
349	13	17	24

Karotten-Cookies

Dauer	Portion(en)	Grad
50 Minuten	1 Blech	leicht

Zutaten

5 g frischer Ingwer | 200 g Karotten | 1 Apfel | 75 g Walnüsse | 40 g entsteinte Datteln | 3 EL Kokosöl | 85 g zarte Haferflocken | 150 g Weizen-Vollkornmehl | 1 TL Weinstein-Backpulver | 1 TL Zimtpulver | ½ TL Meersalz | 5 EL Ahornsirup

Zubereitung

1. Den Ingwer schälen und sehr fein reiben. Die Karotten schälen und raspeln. Den Apfel waschen, entkernen und grob raspeln. Die Walnüsse und Datteln grob hacken.
2. In einem Topf das Kokosöl erhitzen. Den Backofen auf 180°C vorheizen. Ein Backblech mit Backpapier auslegen.
3. Nun Haferflocken, Mehl, Backpulver und Zimt in eine Schüssel geben und vermengen. Die Nüsse, Datteln, Karotten, Äpfel, Ingwer, Ahornsirup und das Kokosöl zugeben und zu einem Teig verarbeiten. Daraus 12 gleich große Kekse formen.
4. Die Teiglinge auf das Blech setzen und etwa **35-40 Minuten** backen. Die Kekse vor dem Servieren gut auskühlen lassen.

Nährwerte pro Keks

Kcal	**KH** [g]	**E** [g]	**F** [g]
150	16	4	5

Müsli-Muffins

Dauer	Portion(en)	Grad
20 Minuten	10 Stück	leicht

Zutaten

80 g Müsli | 4 EL Goji-Beeren | 4 EL Aroniabeeren | 3 EL flüssiger Honig | Zimtpulver

Zubereitung:

1. Den Backofen auf 175°C vorheizen. 10 Muffinförmchen leicht einfetten.
2. In einer Schüssel alle Zutaten gut miteinander vermengen.
3. Die Mischung in die Förmchen füllen und 12-15 Minuten backen.
4. Vor dem Servieren auskühlen lassen.

Nährwerte pro Muffin

Kcal	**KH** [g]	**E** [g]	**F** [g]
60	12	1	1

Müsli-Quark-Kugeln

Dauer	Portion(en)	Grad
15 Minuten	8 Kugeln	leicht

Zutaten

20 g Früchtemüsli | 60 g Magerquark | 1 TL Rohrzucker | 1 Msp. Zimtpulver | 15 g Sesam

Zubereitung:

1. Das Müsli in einer kleinen Schüssel mit Quark, Zucker und Zimt vermengen und dann **5 Minuten** quellen lassen.
2. Den Sesam auf einen kleinen Teller streuen.
3. Aus der Quarkmasse 8 kleine Kugeln formen und dann im Sesam wälzen.
4. Die Kugeln als Snack servieren.

Nährwerte pro Kugel

Kcal	**KH** [g]	**E** [g]	**F** [g]
27	3	2	1

Post-Workout-Shakes

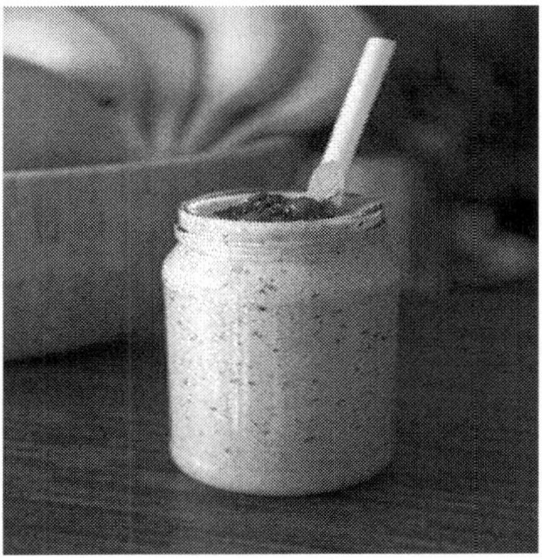

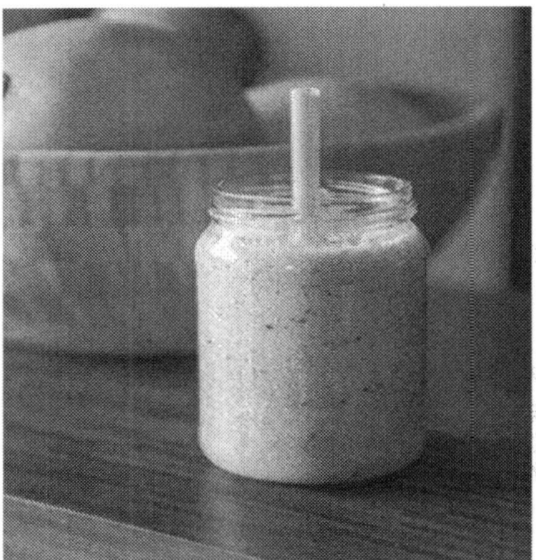

Mandel-Haferflocken-Shake

Dauer	Portion(en)	Grad
5 Minuten	1	leicht

Zutaten

200 ml Mandelmilch | 20 g Proteinpulver | 40 g Haferflocken | 50 g Magerquark | 1 Banane | 50 g Beeren | 10 g Kakaopulver

Zubereitung

1. Die Banane schälen und grob zerkleinern.
2. Alle Zutaten in einen Standmixer geben und fein pürieren.

Nährwerte pro Portion

Kcal	**KH** [g]	**E** [g]	**F** [g]
349	31	31	9

Power Shake

Dauer	Portion(en)	Grad
5 Minuten	1	leicht

Zutaten

200 g Magerquark | 1 Banane | 1 EL Erdnussbutter | 30 g Whey Protein | 150 g Beeren | 50 ml Milch

Zubereitung

1. Die Banane schälen und grob zerkleinern.
2. Alle Zutaten in einen Standmixer geben und fein pürieren.

Nährwerte pro Portion

Kcal	KH [g]	E [g]	F [g]
541	46	53	15

Low Carb Shake

Dauer	Portion(en)	Grad
5 Minuten	1	leicht

Zutaten

150 g Hüttenkäse | 3 EL Naturjoghurt | 1 HV Spinat | Etwas Milch

Zubereitung

1. Den Spinat waschen und trocknen.
2. Alle Zutaten in einen Standmixer geben und fein pürieren.

Nährwerte pro Portion

Kcal	KH [g]	E [g]	F [g]
168	6	20	6

Kaffee Shake

Dauer	Portion(en)	Grad
5 Minuten	1	leicht

Zutaten

1 gekochter Espresso | 30 g Casein mit Schokogeschmack | 150 ml Milch | 100 g Naturjoghurt | 1 TL Backkakao

Zubereitung

1. Alle Zutaten in einen Standmixer geben und fein pürieren.

Nährwerte pro Portion

Kcal	**KH** [g]	**E** [g]	**F** [g]
273	17	35	6

Energie Shake

Dauer	Portion(en)	Grad
5 Minuten	1	leicht

Zutaten

40 g Haferflocken | 200 ml Mandelmilch | 50 g Brombeeren | 2 EL Naturjoghurt | 30 g Whey Protein

Zubereitung

1. Alle Zutaten in einen Standmixer geben und fein pürieren.

Nährwerte pro Portion

Kcal	**KH** [g]	**E** [g]	**F** [g]
322	29	32	7

Protein Power Shake

Dauer	Portion(en)	Grad
5 Minuten	2	leicht

Zutaten

400 ml Milch | 100 g Haferflocken | 200 g Quark | 3 Bananen | 100 g Beeren | etwas Agavendicksaft

Zubereitung

1. Die Bananen schälen und grob zerkleinern.
2. Alle Zutaten in einen Standmixer geben und fein pürieren.

Nährwerte pro Portion

Kcal	KH [g]	E [g]	F [g]
584	80	28	19

Hardgainer Shake

Dauer	Portion(en)	Grad
5 Minuten	2	leicht

Zutaten

200 g Haferflocken | 25 g Schokoladen-Eiweißpulver | 20 g Nüsse | 2 Bananen | 1 EL Honig

Zubereitung

1. Die Bananen schälen und grob zerkleinern.
2. Alle Zutaten in einen Standmixer geben und fein pürieren.

Nährwerte pro Portion

Kcal	KH [g]	E [g]	F [g]
598	91	26	13

Veganer Shake

Dauer	Portion(en)	Grad
5 Minuten	1	leicht

Zutaten

2 reife Bananen | 200 ml Mandelmilch | 2 EL Erdnussmus | 2 TL Kakaopulver | etwas geriebene Vanille

Zubereitung

1. Die Banane schälen und grob zerkleinern.
2. Alle Zutaten in einen Standmixer geben und fein pürieren.

Nährwerte pro Portion

Kcal	**KH** [g]	**E** [g]	**F** [g]
300	46	8	9

Protein Shake mit Datteln

Dauer	Portion(en)	Grad
5 Minuten	1	leicht

Zutaten

5 entsteinte Datteln | 20 g Joghurt | 150 ml Milch | 30 ml Orangensaft | 2 EL Weizenkleie | ½ TL gemahlene Kurkuma | 2 Msp. gemahlener Kardamom | 1 Msp. gemahlener Kreuzkümmel

Zubereitung

1. Die Datteln grob zerkleinern.
2. Alle Zutaten in einen Standmixer geben und fein pürieren.

Nährwerte pro Portion

Kcal	**KH** [g]	**E** [g]	**F** [g]
181	23	12	4

7 Tage Ernährungsplan zum Muskelaufbau

Tabelle: Beispiel der Makroverteilung

Kcal	**45% KH**	**25% Eiweiß**	**30% Fett**
2200	248 g	138 g	73 g
2500	282 g	157 g	83 g
2800	315 g	176 g	93 g
3100	349 g	194 g	103 g

Hinweis: *Alle Rezepte im Ernährungsplan sind für 1 Portion berechnet. Außer wenn diese gekennzeichnet sind.*

Im Beispiel gehen wir von einer Person aus die einen Grundumsatz *(Ausrechnen auf S. 16)* von 2000 kcal hat. Um ideal Muskulatur aufzubauen benötigt diese Person einen Kalorienüberschuss von ca. 300 – 500 kcal/Tag.

Tag 1

Frühstück	Beeren – Porridge (S.36)
Mittag	Protein – Bowl (S.56)
Abend	Protein – Bowl vom Nachmittag (S.56)
Snack	Käse–Kräuter–Muffins 2 Stück (S.67) + Mandel Haferflocken Shake (S.69)

Kcal	**KH** [g]	**E** [g]	**F** [g]
2466	225	139	102

Hinweis: 3 Portionen von der Protein - Bowl und 4 Käse–Kräuter–Muffins vorbereiten.

Tag 2

Frühstück	Gefüllte Avocado (S.37)
Mittag	Protein – Bowl vom Vortag (S.56)
Abend	Pellkartoffeln mit Quark 2 Portionen(S.60)
Snack	Käse–Kräuter–Muffins 2 Stück (S.67) + Protein-Shake mit Datteln (S.73)

Kcal	**KH** [g]	**E** [g]	**F** [g]
2478	245	156	93

Hinweis: 4 Portionen Pellkartoffeln mit Quark vorbereiten.

Tag 3

Frühstück	Protein-Waffeln (S.39)
Mittag	Pellkartoffeln mit Quark vom Vortag 2 Portionen (S.60)
Abend	Pastinaken-Puffer 2 Portionen (S.48)
Snack	Hüttenkäse-Taler 2 Stück (S.66) + Energie Shake (S.71)

Kcal	**KH** [g]	**E** [g]	**F** [g]
2583	285	163	65

Hinweis: 4 Stücke Hüttenkäsetaler vorbereiten.

Tag 4

Frühstück	Schinken-Frischkäse-Brot 2 Stück(S.41)
Mittag	Quinoa-Gemüsepfanne 2 Portionen (S.62)
Abend	Quinoa-Gemüsepfanne 2 Portionen (S.62)
Snack	Hüttenkäse-Taler vom Vortag 2 Stück (S.66) + Kaffee-Shake (S.71)

Kcal	**KH** [g]	**E** [g]	**F** [g]
2359	303	121	68

Hinweis: 4 Portionen von der Quinoa-Gemüsepfanne vorbereiten.

Tag 5

Frühstück	Milchreis mit Obst (S.38) + Energie-Shake (S.71)
Mittag	Kürbis-Grünkern-Salat (S.44)
Abend	Orangen-Lachs mit Reis 2 Portionen (S.72)
Snack	Hardgainer-Shake (S.72)

Kcal	**KH** [g]	**E** [g]	**F** [g]
2413	309	145	61

Hinweis: 4 Portionen von dem Orangen-Lachs mit Reis zubereiten.

Tag 6

Frühstück	Protein-Joghurt 2 Portionen (S.39)
Mittag	Orangen-Lachs mit Reis 2 Portionen (S.59)
Abend	Japanische Frikadellen (S.49)
Snack	Protein-Power-Shake (S.72)

Kcal	**KH** [g]	**E** [g]	**F** [g]
2551	260	166	92

Hinweis: 2 Portionen von den Japanische Frikadellen zubereiten.

Tag 7

Frühstück	Vollkorn-Pfannkuchen 2 Portionen (S.40)
Mittag	Japanische Frikadellen vom Vortag (S.49)
Abend	Kartoffel-Nudel-Pfanne 2 Portionen (S.58)
Snack	Mandel-Haferflocken-Shake (S.69)

Kcal	**KH** [g]	**E** [g]	**F** [g]
2312	259	149	68

Was ist die ketogene Ernährung?

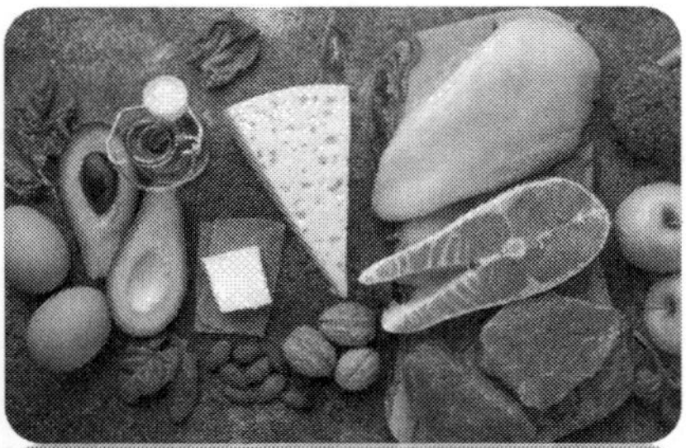

William Banting verfasste im 19. Jahrhundert ein Werk mit dem Namen „Letter on Corpulence". In diesem schilderte er, wie er auf Grund seines Übergewichts die Anweisungen von seinem Arzt erhielt, auf eine fleischlastige Ernährung umzusteigen. Infolgedessen nahm er nach eigenen Angaben innerhalb eines Jahres mehr als 23kg Körpergewicht ab.

Mehrere Ärzte im europäischen Raum befassten sich mit dieser Ernährungsform und kamen zu dem Schluss, dass sich eine Ernährung mit einem hohen Fleischanteil und einem niedrigen Kohlenhydratgehalt äußerst positiv auf das Gewicht einer Person auswirkt. Auch Mitte des 20. Jahrhunderts beschäftigte sich der Arzt Wolfgang Lutz aus Österreich mit dieser Ernährungsform. Er machte einen Selbstversuch und beschränkte seine tägliche Kohlenhydratzufuhr von nun an auf 78 Gramm. Seine Beobachtungen und Erfahrungen beschrieb er in seinem Buch „Leben ohne Brot".

Der Amerikaner Robert Atkins brachte in den 70er Jahren frischen Wind in die kohlenhydratarme Ernährung, als er seine Atkins-Diät veröffentlichte. Bei seinen Forschungen war er auf Studien aus den 50er Jahren gestoßen, die er für seine Zwecke neu analysierte und auswertete. Seine Ergebnisse verhalfen der Low-Carb Ernährung zu neuem Ruhm.

Die Befürworter einer kohlenhydratarmen Ernährung berufen sich auf die Tatsache, dass der Mensch erst vor rund zehntausend Jahren damit begann, Ackerbau zu betreiben. Erst mit dieser Veränderung der Gewohnheiten nahmen verschiedene Getreidesorten Einzug in die Ernährung des Menschen. Der menschliche Körper ist sehr komplex und er ist weitaus besser angepasst an die Zeiten, in denen die Menschen als Jäger und Sammler umherzogen. Damals bestand die Ernährung zum größten Teil aus Eiweißen und Fetten, die den erjagten Tieren entstammten. Zucker und Kohlenhydrate wurden aus Wurzeln, Knollen und Früchten gewonnen. Aus diesem Ansatz wurde auch die Paläo-Ernährung entwickelt. Bei dieser werden Nahrungsmittel verwendet, die noch in ihrem Urzustand sind.

Mit der Zeit haben Ärzte, Ernährungsexperten und andere Wissenschaftler verschiedene Ansätze entwickelt, bei denen die Low-Carb Ernährung auf unterschiedliche Art und Weise umgesetzt wird.

Die ketogene Diät findet unter anderem auch im medizinischen Zusammenhang ihren Einsatz. Dort wird sie eingeführt, um Kinder mit pharmakoresistenter Epilepsie zu behandeln, ebenso wie Kinder mit einer Glukosetransporterstörung. Doch den größten Bekanntheitsgrad hat diese Ernährungsform im Bereich der Gewichtsreduktion, denn sie gilt als wahre Wunderwaffe gegen den Hüftspeck.

Eine typische westliche Ernährung, wie sie in den USA und in den Großteilen

Europas stattfindet, besteht zu etwa 50 Prozent aus Kohlenhydraten, zu 17 Prozent aus Eiweißen und zu 33 Prozent aus langkettigen Fettsäuren.

Bei einer ketogenen Diät wird eine andere Verteilung angestrebt. Diese besteht zu 80 Prozent aus Fetten. Die restlichen 20 Prozent werden mit Eiweißen und Kohlenhydraten gefüllt, wobei besonders darauf geachtet werden muss, dass der Eiweißbedarf gedeckt wird. Es bleibt somit nur noch eine minimale Menge an Kohlenhydraten übrig, die eine Person über den Tag verteilt zu sich nehmen darf. Darüber hinaus muss beachtet werden, um welche Art von Kohlenhydraten es sich handelt. Einfache Kohlenhydrate, wie sie beispielsweise in industriellen Weißmehlprodukten vorkommen, werden im Körper anders verarbeitet als langkettige Kohlenhydrate aus Vollkornprodukten.

Die Menschen, die sich für eine ketogene Diät entscheiden, müssen außerdem bedenken, dass Kohlenhydrate nicht nur in Brot, Nudeln, Reis oder Kartoffeln vorkommen, sondern auch in frischen Früchten und in Gemüse in einer nicht unbeträchtlichen Menge vorhanden sind. Dies muss bei der Berechnung der konkreten Menge an Fett, Eiweißen und Kohlenhydraten einer Person beachtet werden.

Wie erkennt man eine Ketose

1. **Keto-Mundgeruch:** Während der Ketose kann es zu Mundgeruch kommen, da beim Abbau von Ketonkörper Aceton freigesetzt wird. Der Mundgeruch nimmt in der Regel nach den ersten Wochen ab.

2. **Ketone im Urin nachweisen:** Eine Verwendung von Keton-Urinstreifen *(Markenname Ketostix)* kann eine Überprüfung der Ketose genauer feststellen. Die Anwendung der Teststreifen befindet sich in der Verpackung der jeweiligen Ketostix. **Achtung:** Die Ergebnisse der Ketostix können unter anderem durch Vitaminpräparate verfälscht werden.

3. **Bluttests:** Der Bluttest ist die teuerste Alternative. Der Körper befindet sich in Ketose, wenn das Blutketon-Messgerät zwischen **0,5 und 3 mml/L** misst.

Die häufigsten Fehler

1. **Zu viel auf einmal wollen:** Bei der ketogenen Diät entsteht für den Körper am Anfang eine Anpassungsphase, die für den Körper zunächst Stress bedeutet. Viele die eine Diät beginnen, scheitern daran das Sie ihr ganzes Leben auf einmal verändern wollen, d.h. strikte Diät, mehr Sport, früher Aufstehen usw. Das sind alles zu viele Reize bzw. Veränderungen für den eigenen Körper. **Tipp:** Fange langsam an und baue alles weiter aus. Führe Dinge wie z.B. das Intervallfasten oder mehr Sport zu einem späteren Zeitpunkt ein.

2. **Nicht genügend Elektrolyte:** Wenn man während einer ketogenen Diät zu wenige Elektrolyte zu sich nimmt, kann es zu einer sogenannten „Low-Carb-Grippe" kommen. In den ersten Tagen der Diät können somit zu Kopfschmerzen und Müdigkeit führen. **Tipp:** Trinken Sie genug und nehmen Sie genug Kalium, Natrium und Magnesium in Form von grünem Gemüse auf. Außerdem die Gerichte gut salzen z.B. mit Himalayasalz.

3. **Zu viel Proteine in der Ernährung:** Wichtig ist das man höchsten ***20-25%*** der Gesamtkalorien mit Eiweiß füllt. Falls der Proteingehalt höher ist, kann es zu einer sogenannten Glukoneogenese kommen. Glukoneogenese bedeutet, dass der Körper aus dem Eiweiß Glukose herstellt und man somit nicht in die Ketose kommt.

4. **Zu wenig Fett in der Ernährung:** Viele Menschen die diese Ernährungsform wählen haben Angst zu viel Fett zu essen, weil Sie es nicht gewohnt sind. Es ist jedoch wichtig, dass der Körper in die Ketose gelangt und das erreicht man nur durch genügend Fett. Ein Richtwert ist das ca. 70% der Ernährung aus gesunden Fetten entsteht. **Tipp:** Konsumiere genug Fett in Form von Eiern, Lachs und guten Ölen.

5. **Die Makronährstoffe richtig einteilen:** Wichtig ist, die richtige Aufteilung der Makronährstoffe während einer ketogenen Diät. **70% - 75%** bestehen aus Fetten, ca**. 20% - 25 %** aus Proteinen und nur **5%** aus Kohlenhydraten. **Tipp:** Tracking - App fürs Handy herunterladen.

Vorteile

1. **Entzündungen werden gehemmt:** Die ketogene Ernährung weist eine entzündungshemmende Wirkung auf.

2. **Energielevel steigt:** Der Zustand der Ketose unterstützt die Zellen mehr Mitochondrien herzustellen. Diese Mitochondrien sind die Energiekraftwerke des Körpers und sorgen dafür, dass Sie mehr Energie am Tag haben.

3. **Fettverbrennung wird angeregt:** Durch die Ketogene Diät kann man Gewicht verlieren. Die gebildeten Ketonkörper sorgen für eine Hemmung des Hungerhormons und vermeiden somit Heißhungerattacken.

4. **Konzentrationsfähigkeit wird gesteigert:** Die gebildeten Ketonkörper sind eine gute Energiequelle für das Gehirn. Das Gehirn kann bis zu 70-75% Energie aus den Ketonkörpern gewinnen. Da man während der ketogenen Ernährung viele gesunde Fette zu sich nimmt, unterstützt es die Gesundheit des Gehirns.

5. **Blutzucker wird gesenkt:** Studien und Erfahrungsberichte zeigen, dass es bei Menschen mit Diabetes zur deutlichen Verbesserung kommt. Die Blutzuckerspiegelwerte werden stabilisiert und das Insulin wird konstant ausgeschüttet.

6. **Weitere Punkte:** Verbesserung des Hautbildes, Vorbeugung von Herzkreislaufkrankheiten und Reduzierung des Cholesterinspiegels

Nachteile

1. **Low Carb Grippe:** Beim Umstieg in die ketogene Ernährung, kann es zur sogenannten „Keto Grippe kommen". Dazu gehören Kopfschmerzen, Übelkeit, Konzentrationsschwäche, Kraftlosigkeit und Müdigkeit. Die Symptome entstehen durch die Umstellung der Ernährung, dadurch kommt es zu einer Veränderung des Stoffwechsels. In den meisten Fällen entstehen die Symptome in den ersten 3-4 Tagen. Um dies vorzubeugen ist es ratsam viel zu trinken, das Essen zu salzen *(2-3 g mehr Salz täglich)* und viel grünes Gemüse zu essen.

2. **Lebensmittelauswahl:** Da es sich bei der ketogenen Ernährung um einen strikte Ernährungsform handelt, fällt es vielen am Anfang schwer die richtigen Lebensmittel zu verwerten. Im Kapitel: ***Welche Lebensmittel eignen sich*** finden Sie einige Lebensmittel, die man verwenden kann.

3. **Mundgeruch:** Aufgrund der vermehrten Bildung von Ketonkörpern, kann es zu starkem Mundgeruch kommen. **Tipp:** Nelken helfen häufig gegen starken Mundgeruch.

Welche Lebensmittel eignen sich?

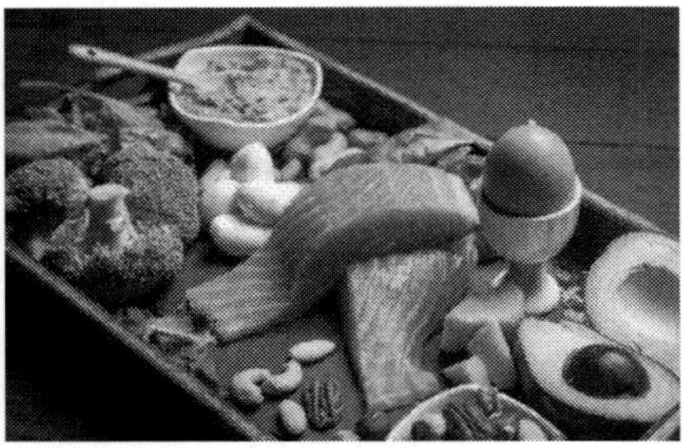

Abhängig vom Alter, Gewicht und Geschlecht der Person befindet sich die Menge an Kohlenhydraten, die über den Tag hinweg gegessen werden soll, zwischen **20 und 50 Gramm**.

Dies bedeutet jedoch nicht, dass man beispielsweise Fleisch, Früchte und Gemüse isst und zusätzlich ein Brötchen von 40 Gramm. Denn es darf nicht vergessen werden, dass sich auch in Obst und Gemüse durchaus Kohlenhydrate befinden. Diese müssen bei der Planung der Gerichte bedacht werden.

Wenn Reis, Nudeln, Brot und Kartoffeln wegfallen, dann wissen viele Personen nicht, womit sie ihre Mahlzeiten füllen sollen. In diesem Kapitel erhalten Sie einen Überblick, welche Lebensmittel sich für eine ketogene Ernährung besonders gut eignen.

Avocado: Diese Frucht hat einen hohen Anteil an Ballaststoffen, was gut für die Verdauung ist und gleichzeitig lange satt hält. Während einer Ketogenen Diät speichert der Körper weniger Elektrolyte und Wasser, dies kann die Avocado ausgleichen denn sie füllt den Speicher für Elektrolyte im Körper. Aus diesem Grund ist die Avocado besonders für Menschen sehr wichtig, die sich körperlich betätigen. Darüber hinaus enthalten Avocados viele gesunde Fettsäuren, was sie zu einer überaus geeigneten Frucht für die ketogene Ernährung macht. Der hohe Kaliumgehalt der Avocado steuert den Flüssigkeitshaushalt im Körper. Bei einer Ketogenen Ernährung speichert der Körper grundsätzlich weniger Wasser, dies kann durch Avocados ausgeglichen werden.

Beeren: Sie gehören zu den Früchten, die besonders wenig Kohlenhydrate enthalten, gerade einmal ***4 Gramm*** auf 100 Gramm sind es bei Erdbeeren. Gleichzeitig enthalten sie sehr viele Ballaststoffe und Antioxidantien. Erstere haben positive Auswirkungen auf die Verdauung, während letztere Entzündungen im Körper hemmen. Blaubeeren haben den höchsten Anteil an Kohlenhydraten, mit ***14 Gramm*** auf 100 Gramm Beeren. Bei Himbeeren und Brombeeren sind es zwischen ***10*** und ***12 Gramm***. Achten Sie auf den Anteil an Kohlenhydraten, wenn Sie die Beeren essen. Erdbeeren eignen sich auf Grund ihrer Eigenschaften besonders gut als kleiner, frischer Snack für zwischendurch. Weinbeeren, Maulbeeren, Holunder, Sanddorn und Preiselbeeren können ebenfalls verzehrt werden.

Butter: Dieses tierische Fett ist sehr arm an Kohlenhydraten, ebenso wie **Sahne**. Gleichzeitig versorgt Butter den Körper mit Fett, welches von diesem in Energie umgewandelt werden kann. Aus diesem Grund eignet es sich perfekt, um damit zu kochen.

Eier: Kaum ein Lebensmittel lässt sich so vielseitig einsetzen wie ein Hühnerei. Ob gekocht, gebraten, als Bindemittel in einem Gemüseauflauf oder pochiert, Eier lassen sich in vielen verschiedenen Gerichten optimal einsetzen. Sie sind reich an Cholin, einem zellschützenden Stoff, sowie an Vitamin D. Hühnereier lassen sich perfekt in die ketogene Diät einbinden. Achten Sie dabei möglichst darauf, dass die Eier eine gute Qualität haben.

Fisch: Frischer Fisch ist reich an Eiweiß und gesunden Fettsäuren, dabei gleichzeitig jedoch arm an Kohlenhydraten. Er enthält wichtige Vitamine und Mineralstoffe und eignet sich deshalb hervorragend für eine ketogene Ernährung. Achten Sie darauf, dass der Fisch eine gute Qualität hat. In vielen Regionen werden die Meere überfischt, andere Fischarten wachsen in Massentierhaltung auf und werden mit Futtermitteln aufgezogen. **Lachs** ist besonders reich an Omega-3-Fettsäuren.

Fleisch: Eine ketogene Ernährung wird von Eiweißen und Fetten bestimmt. Beides kommt in Fleisch in großen Mengen vor, noch dazu weist es keine Kohlenhydrate auf. Die Ernährung bei einer ketogenen Diät ist deshalb sehr fleischlastig. Rind, Geflügel und Schwein sind eine gute Quelle für Selen, Kalium, Vitamin B und Zink. Es ist für Ihren Körper eine tolle Quelle für Fette und Eiweiße. Das Fleisch von Tieren, die mit Gras ernährt werden, ist besonders gut, denn es enthält Omega-3 Fettsäuren.

Gemüse: Nicht jede Gemüsesorte ist für eine ketogene Diät geeignet, denn Kartoffeln, Kürbis und Süßkartoffeln enthalten hohe Mengen an Kohlenhydraten. Grundsätzlich lässt sich feststellen, dass **grünes Gemüse** weniger Kohlenhydrate enthält, als farbenfrohe Gemüsesorten. Brokkoli, Grünkohl, Spinat, Spargel und Zucchini können bedenkenlos gegessen werden. Besonders gut lassen sie sich als Beilage zu Fisch oder Fleisch zubereiten. Möhren, Paprika, Bohnen und Kohlrabi sollten nur in geringeren Mengen verzehrt werden, denn sie enthalten etwas mehr Kohlenhydrate. Rotkohl, Kürbis und reife Tomaten sind mit Vorsicht zu genießen, denn ihr Kohlenhydratanteil kann durchaus hoch sein. Sie müssen besonders darauf achten, wie sich die Kohlenhydrate über den Tag hinweg summieren. Blattgemüse, wie beispielsweise verschiedene Salatsorten, eignen sich hervorragend für die ketogene Diät. Auch frische Kräuter lassen sich wunderbar in die unterschiedlichen Gerichte integrieren. Gemüse ist eine Quelle für Ballaststoffe. Dies ist während einer ketogenen Diät besonders wichtig, denn sie regen die Verdauung an und halten gleichzeitig lange satt. Das ist besonders wichtig, denn Sie nehmen ein kleineres Volumen an Nahrung zu sich, wenn Sie auf Kohlenhydrate verzichten. Dies kann auf die Verdauung schlagen, ballaststoffhaltige Nahrungsmittel wirken den Verdauungsbeschwerden entgegen.

Getränke: Wasser, frisch aufgebrühte Tees und ungesüßter Kaffee eignen sich sehr gut für eine ketogene Ernährung. Verzichten Sie auf Fruchtsäfte und Softdrinks, denn diese enthalten sehr viele Kohlenhydrate in Form von Zucker und Süßstoff. Schwarzer Tee und Kaffee regen den Stoffwechsel an, was besonders gut ist, wenn ein Gewichtsverlust angestrebt wird. Sie versorgen den Körper mit Energie und sorgen für eine gesteigerte Leistungsfähigkeit. Vergessen Sie nicht, stets ausreichend zu trinken. Wenn Sie sich ketogen ernähren, dann speichert Ihr Körper weniger Wasser, aus diesem Grund müssen Sie stets sicherstellen, dass Sie ausreichend Flüssigkeit zu sich nehmen. Ansonsten kann es passieren, dass Ihnen schwindelig wird oder Kopfschmerzen auftreten.

Joghurt und Quark: Joghurt und Quark mit einem hohen Fettanteil, griechischer Joghurt beispielsweise, verfügen über viel Fett und Kalzium, gleichzeitig aber über sehr wenig Kohlenhydrate. Bei griechischem Joghurt sind es gerade einmal ***5 Gramm*** pro 150 Gramm Joghurt. Gesüßter Joghurt, sowie fettarmer Joghurt und Quark sind für eine ketogene Diät jedoch nicht ideal. Der Süßstoff ist reich an

Kohlenhydraten und sollte deshalb nicht gegessen werden.

Käse: Es gibt unheimlich viele verschiedene Käsesorten, und sie haben alle einen hohen Fettanteil und gleichzeitig einen niedrigen Kohlenhydratanteil. Aus diesem Grund eignet sich Käse perfekt als Beilage zu frischem Gemüse oder Fleisch.

Meeresfrüchte: Gerichte mit Meeresfrüchten bringen Abwechslung in die Ernährung. Besonders gut eignen sich Krabben und Garnelen, ebenso wie Tintenfisch, denn sie haben kaum Kohlenhydrate. Muscheln enthalten hingegen einen höheren Anteil an Kohlenhydraten und dürfen deshalb nur in kleinen Mengen und in Kombination mit den richtigen Lebensmitteln verzehrt werden. Shrimps und Garnelen haben einen hohen Anteil an Eiweiß und Fett und können perfekt mit frischem Gemüse kombiniert werden.

Obst: Zu den geeigneten Obstsorten gehören die Beeren. Ansonsten kann es bei Früchten schnell passieren, dass Sie durch ihren Verzehr über Ihr tägliches Ziel an Kohlenhydraten hinausschießen. Melone, Aprikosen, Pfirsiche und Nektarinen kommen auf einen Gehalt von ***10 Gramm*** pro 100 Gramm Frucht. Damit sind sie in kleinen Mengen noch erlaubt. Süße Früchte wie Birnen, Äpfel, Mandarinen und Orangen sind weniger geeignet, da sie bereits auf eine Menge von ***15 Gramm*** Kohlenhydraten pro 100 Gramm Frucht kommen. Dadurch kommen Sie schnell aus der Ketose und die sonstige, so bedachte Ernährung hat keinen Sinn mehr. Saure Früchte wie Zitronen und Limetten können Sie während der ketogenen Diät verzehren.

Öl: Olivenöl und Kokosöl, sowie andere, kaltgepresste Samenöle sind reich an gesunden Fettsäuren. Sie enthalten außerdem wichtige Antioxidantien, welche die Entwicklung von Entzündungen im Körper hemmen. Sie eignen sich deshalb perfekt, um Salate anzumachen, oder Fleisch und Fisch darin zu braten.

Schokolade: Dunkle Schokolade enthält einen hohen Prozentanteil an reinem Kakao und Fetten, je nach Schokoladenart ist der Anteil an Kohlenhydraten relativ gering. Eine hochprozentige Schokolade von 100% hat pro Portion (28 Gramm) gerade einmal **3 Gramm** Kohlenhydrate, bei einer Schokolade mit 80% Kakaoanteil steigt der Wert auf **10 Gramm** Kohlenhydrate pro Portion.

Samen und Nüsse: Nüsse und Samen enthalten sehr viele gesunde Fettsäuren und gleichzeitig kaum Kohlenhydrate. Aus diesem Grund eignen sie sich für die ketogene Diät sehr gut. Darüber hinaus sind sie reich an Mineralien, wobei Kürbiskerne beispielsweise viel Zink enthalten, Mandeln hingegen viel Kalzium. Nüsse und Kerne eignen sich perfekt als Snack für Zwischendurch, denn sie spenden viel Energie. Doch Achtung, nicht jede Nuss hat wenig Kohlenhydrate, Chiasamen kommen auf ***12 Gramm*** pro Portion (28 Gramm), Cashew Kerne auf ***9 Gramm*** und Pistazien, sowie Leinsamen auf ***8 Gramm***. Paranüsse und Walnüsse, sowie Macadamianüsse und Pekannüsse eignen sich hingegen mit ihren ***3*** bis ***4 Gramm*** hervorragend.

Rezeptewelt: Abnehmen mit der ketogenen Ernährung

1. **Makroverteilung**
   - 70-75 % aus Fett
   - 20-25% aus Eiweiß
   - 5 % aus Kohlenhydrate

Beispiel bei einem Tagesbedarf von 2000 kcal: 167 g Fett, 100 g Eiweiß, 25 g Kohlenhydrate

2. In den ersten Tagen der Ketogenen Ernährung viel trinken, reichlich grünes Gemüse essen und mehr salzen, um eine Keto-Grippe zu vermeiden.

3. Die Menge deiner Ketone kann man unter anderem durch Keton-Urinteststreifen, Bluttests, vermehrten Durst oder veränderten Mundgeruch feststellen.

4. Ab den 5 -7 Tag sollten man in der Ketose sein.

5. Zu viel Eiweiß während der ketogenen Diät, kann zu einer sogenannten Glukoneogenese führen. **Tipp:** Wählen Sie zum Abendessen Rezepte aus, die besonders fettreich sind oder ergänzen Sie eiweißreiche Gerichte mit einen fetten Dip/Sauce.

Tipp: Verzehre täglich mindestens 15 ml MCT-Öl. 15 ml MCT-Öl haben 236 kcal, 0 Kohlenhydrate und ganze 26 g gesunde Fettsäuren.

Rezepthinweise

Pck. = Packung
St = Stück
g = Gramm
kg = Kilogramm
ml = Milliliter
cm = Zentimeter
cl = Zentiliter
l = Liter
Msp. = Messerspitze
TL = Teelöffel = 5ml/g
EL = Esslöffel = 10ml/g
n.B.= nach Bedarf
Bd. = Bund

Kcal = Kalorien
KH = Kohlenhydrate
E = Eiweiß
F = Fett

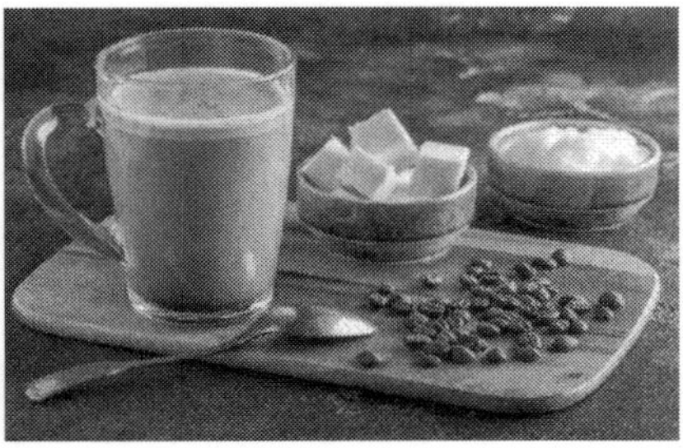

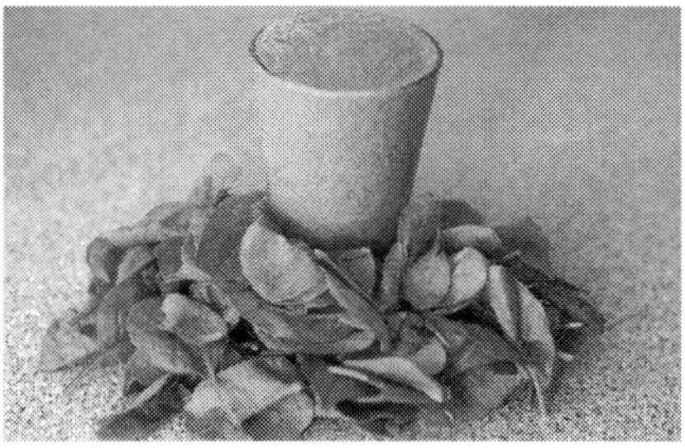

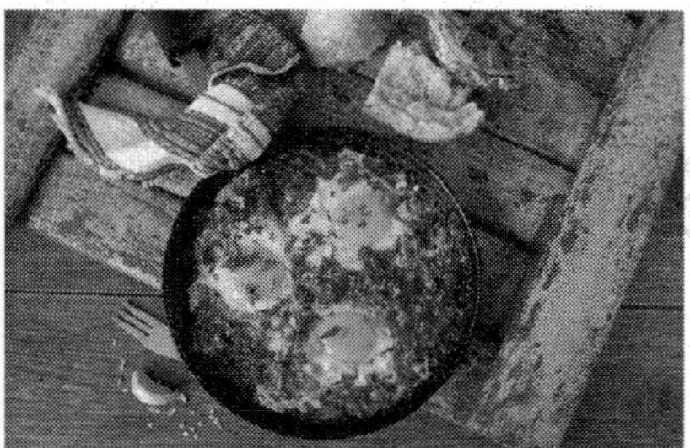

Bulletproof-Coffee

Dauer	Portion(en)	Grad
5 Minuten	1	leicht

Zutaten

250 ml Kaffee | 2 EL Butter | 2 EL MCT-Öl

Zubereitung

1. Den Kaffee in der Kaffeemaschine zubereiten.
2. Den Kaffee mit der Butter und dem Öl vermengen und gut umrühren.

Nährwerte pro Portion

Kcal	**KH** [g]	**E** [g]	**F** [g]
359	0	0	40

Tipp: Das Besondere an diesem Kaffee ist, dass er bis zum Mittagessen sättigt und das Fasten erleichtert.

Zucchini-Beeren-Porridge

Dauer	Portion(en)	Grad
15 Minuten	2	leicht

Zutaten

120 g Zucchini | 100 ml Kokosmilch | 10 g Kokosöl | 250 ml Wasser | 30 g Chiasamen | 20 g Hanfsamen | 6 g Mohn | 30 g Kürbiskern-Protein | Gemahlene Vanille | nach Geschmack: Xylit | 50 g frische Beeren nach Wahl | 5 g Kürbiskerne

Zubereitung

1. Die Zucchini waschen, schälen und sehr fein raspeln.
2. In einem Topf die Kokosmilch und das Kokosöl erhitzen, dann das Wasser zufügen und Chiasamen, Hanfsamen, Mohn und die Zucchiniraspel unterrühren. Kurz unter Rühren aufkochen und dann vom Herd nehmen.
3. Nun das Protein einrühren und alles mit Xylit und Vanille abschmecken.
4. Vor dem Servieren die Beeren und Kürbiskerne darüber streuen.

Nährwerte pro Portion

Kcal	**KH** [g]	**E** [g]	**F** [g]
362	5	17	27

Mandel-Leinsamen-Porridge

Dauer	Portion(en)	Grad
10 Minuten	4	leicht

Zutaten

400 ml Wasser | 400 ml Kokosmilch | 8 EL Leinsamen – geschrotet | 125 g gemahlene Mandeln | 2 EL Chiasamen | 1 Prise Meersalz | Flüssiger Honig

Zubereitung

1. Das Wasser und die Milch in einem Topf aufkochen. Dann Leinsamen, Mandeln, Chiasamen und Salz zugeben und alles etwa **8 Minuten** unter Rühren kochen lassen.
2. Nun mit dem Honig süßen und servieren.

Nährwerte pro Portion

Kcal	**KH** [g]	**E** [g]	**F** [g]
527	4	16	45

Käse-Omelett

Dauer	Portion(en)	Grad
20 Minuten	2	leicht

Zutaten

4 Stängel Schnittlauch | 2 Stängel Koriander | 50 g Gouda | 50 g Parmesan | 3 Eier | 3 EL Sahne | Meersalz, Pfeffer | 2 TL Butter | 6 Scheiben Salami

Zubereitung

1. Die Kräuter waschen und klein schneiden. Die Käsesorten grob reiben und vermischen. Die Eier mit der Sahne verquirlen und salzen und pfeffern.
2. In einer Pfanne 1 TL Butter schmelzen. Die Hälfte der Eimasse in die Pfanne geben und etwa **2 Minuten** backen.
3. Die eine Hälfte des Omeletts mit 3 Scheiben Salami belegen und der Hälfte des Käses bestreuen, anschließend das Omelett in der Mitte zusammen klappen. Dann etwa **2 Minuten** backen, wenden und weitere **2 Minuten** backen. Aus der Pfanne nehmen und warm halten.
4. Mit den restlichen Zutaten das zweite Omelett backen, dann beide mit Schnittlauch und Koriander bestreuen und servieren.

Nährwerte pro Portion

Kcal	**KH** [g]	**E** [g]	**F** [g]
313	0	19	26

Avocado mit Speck und Ei

Dauer	Portion(en)	Grad
25 Minuten	2	leicht

Zutaten

1 Avocado | 2 Streifen Bacon | 2 Eier | Meersalz, Pfeffer | 1 Stängel Petersilie

Zubereitung

1. Die Avocado halbieren und entkernen. Die Mulden mit einem Löffel vergrößern.
2. In die Mulden nun den Bacon legen. Die Eier trennen und die Eigelbe auf den Speck geben. Dann mit den Eiweißen auffüllen und salzen und pfeffern.
3. Den Backofen auf 180°C vorheizen.
4. Inzwischen die Petersilie abspülen und fein hacken.
5. Die Avocados auf einem Backblech für **20 Minuten** in den Backofen geben.
6. Herausnehmen und mit der Petersilie garnieren.

Nährwerte pro Portion

Kcal	**KH** [g]	**E** [g]	**F** [g]
254	6	12	21

Frühstücks-Kuchen

Dauer	Portion(en)	Grad
30 Minuten	4	leicht

Zutaten

Boden: 125 g Mandelmehl | 1 Ei | 80 g Joghurt 10% Fettanteil | 50 g Stevia Streusüße | 1 TL Vanilleextrakt

Streusel: 25 g Mandelmehl | 20 g Stevia Streusüße | ½ TL Zimtpulver | 5 ml Kokosöl

Zubereitung

1. Den Backofen auf 150°C Umluft vorheizen. Eine 18er-Backform mit Backpapier auslegen.
2. Die Zutaten für den Boden zu einem Teig verarbeiten und dann in die Backform geben.
3. Nun die Streuselzutaten per Hand zu einem krümeligen Teig verarbeiten und ebenfalls in die Backform geben
4. Den Kuchen für **20 Minuten** in den Backofen geben.

Nährwerte pro Portion

Kcal	**KH** [g]	**E** [g]	**F** [g]
328	3	11	25

Frühstück-Crêpes

Dauer	Portion(en)	Grad
15 Minuten	2	leicht

Zutaten

3 Eier | 100 g Quark | 12 g Erythrit

Zubereitung

1. Den Backofen auf 150°C Umluft vorheizen. Das Backblech mit Backpapier belegen.
2. Nun die Eier, Speisequark und Erythrit mit dem Schneebesen gut verrühren.
3. Nun den Teig auf dem Blech verteilen und in **10 Minuten** backen.
4. Dann den Teig in Stücke schneiden und mit Belag der Wahl genießen.

Nährwerte pro Portion

Kcal	**KH** [g]	**E** [g]	**F** [g]
205	2	15	16

Frühstücks-Pfannkuchen

Dauer	Portion(en)	Grad
10 Minuten	2	leicht

Zutaten

3 Eier | 80 g Frischkäse | Low Carb-Apfelmus

Zubereitung

1. Aus den Eiern und dem Frischkäse einen Teig rühren.
2. Den Teig in 2 Portionen in der Pfanne beidseitig ausbacken.
3. Zum Servieren einen Klecks Apfelmus mittig aufsetzen.

Nährwerte pro Portion

Kcal	**KH** [g]	**E** [g]	**F** [g]
225	4	17	25

Keto-Shake

Dauer	Portion(en)	Grad
5 Minuten	1	leicht

Zutaten

100 ml Wasser | 5 g MCT-Öl | 50 g Erdbeeren | 10 g Mandelmus | 50g Sahne | 10 g Kokosmus | 10 g Eiweißpulver

Zubereitung

1. Alle Zutaten in einen Mixer und solangen mixen, bis ein Shake verarbeitet ist.

Nährwerte pro Portion

Kcal	**KH** [g]	**E** [g]	**F** [g]
402	6	14	35

Starter-Drink

Dauer	Portion(en)	Grad
5 Minuten	1	leicht

Zutaten

100 ml Sahne | 3 Eiswürfel | 25 g MCT-ÖL | 1 EL ungesüßter Apfelmus | 150 ml warmes Wasser | 1 EL löslicher Kaffee ohne Zucker | 10 g Eiweißpulver | 1 EL Kakaopulver

Zubereitung

1. Alle Zutaten in einen Mixer und solangen mixen, bis ein Shake verarbeitet ist.

Nährwerte pro Portion

Kcal	KH [g]	E [g]	F [g]
609	5	14	58

Vanillemilch

Dauer	Portion(en)	Grad
5 Minuten	1	leicht

Zutaten

1 Tasse Wasser | 150 ml Mandelmilch | 1 TL Bourbon Vanille | 3 EL Butter | 2 EL MCT-Öl | 1 TL Xylit

Zubereitung

1. Das Wasser erhitzen und die Mandelmilch leicht anwärmen.
2. Dann beides mit den übrigen Zutaten im Mixer zu einem cremigen Getränk mixen.

Nährwerte pro Portion

Kcal	KH [g]	E [g]	F [g]
239	1	1	24

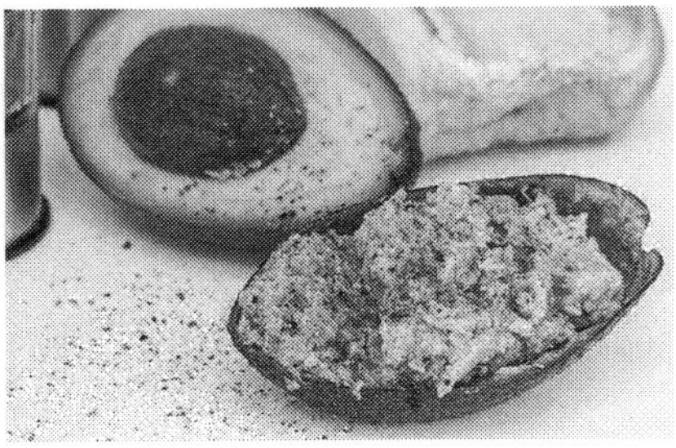

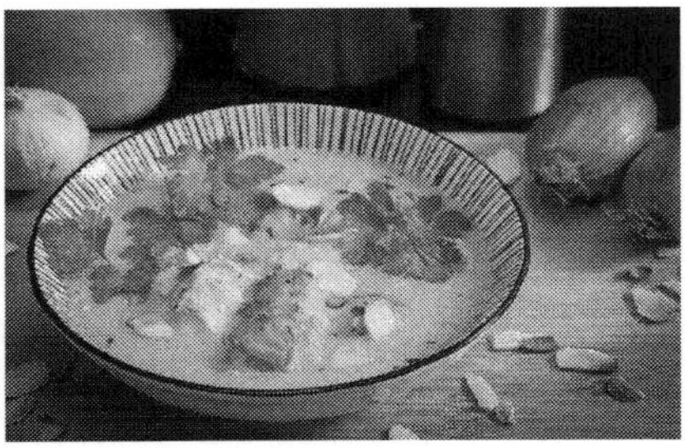

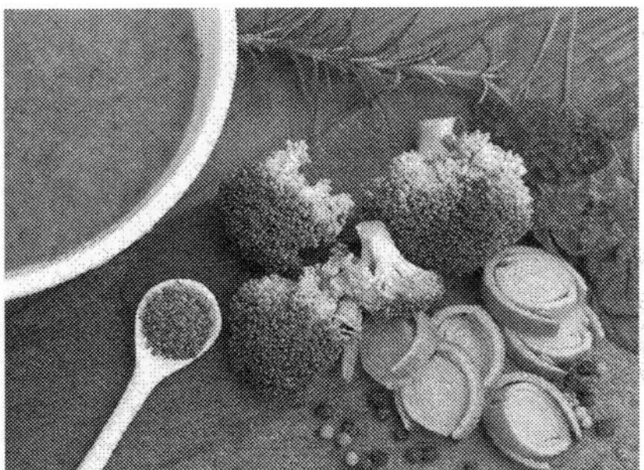

Avocado-Aal-Salat

Dauer	Portion(en)	Grad
15 Minuten	2	leicht

Zutaten

125 g geräucherter Aal | 150 g reife Avocado | Pfeffer | Meersalz | Zitronensaft

Zubereitung:

1. Den Aal häuten und das Fleisch in feine Stückchen von der Gräte zupfen. Die Avocado halbieren, entsteinen und aus der Schale lösen.
2. Nun Aal und Avocado in einer Schale vermengen und nach Geschmack mit Salz, Pfeffer und Zitronensaft abschmecken.

Nährwerte pro Portion

Kcal	**KH** [g]	**E** [g]	**F** [g]
309	4	12	6

Avocado im Speckmantel

Dauer	Portion(en)	Grad
10 Minuten	2	mittel

Zutaten

1 Ei | 1 Avocado | 120 g Speck | 20 g Kokosöl

Zubereitung

1. Das Ei in **8 Minuten** hart kochen, anschließend abschrecken und pellen.
2. Die Avocado längs halbieren und entkernen. Das Fruchtfleisch vorsichtig von der Schale trennen.
3. Nun 2 Streifen Speck nebeneinander auf ein Brett legen, darauf 5 weitere netzartig darauf legen.
4. Das Ei in die Avocado setzen und dann verschließen. Den Speck um die Avocado wickeln und fest andrücken.
5. Das Öl in einer Pfanne erhitzen und die Avocado rundherum solange braten, bis der Speck knusprig ist.

Nährwerte pro Portion

Kcal	**KH** [g]	**E** [g]	**F** [g]
393	6	14	37

Thunfischsalat mit Feta

Dauer	Portion(en)	Grad
10 Minuten	2	leicht

Zutaten

2 HV Blattsalat nach Wahl | 200 g Cherrytomaten | Meersalz, Pfeffer | 8 entsteinte Oliven | 120 g Feta | 1 Ds. Thunfisch im eigenen Saft | 2 EL Balsamico | 2 EL Rapsöl

Zubereitung

1. Den Salat waschen, trockenschütteln und zerkleinern. Die Tomaten waschen und vierteln. Die Oliven in Scheiben schneiden.
2. Den Feta in Würfel schneiden und mit Thunfisch, Oliven, Tomaten und dem Salat vermengen.
3. Aus Balsamico und Öl ein Dressing anrühren und über den Salat geben.

Nährwerte pro Portion

Kcal	**KH** [g]	**E** [g]	**F** [g]
339	6	41	19

Keto-Miniburger

Dauer	**Portion(en)**	**Grad**
25 Minuten	12 Burger	mittel

Zutaten

12 Muffin-Brötchen *(Rezept unter Backwaren und Brot S.118)* | 400 g Rinderhackfleisch | ½ TL Koriander | ½ TL Kreuzkümmel | ½ TL Cayennepfeffer | Meersalz, Pfeffer | 200 g Tomaten | 40 g Zwiebeln | 150 g Speck | 1 EL frische Petersilie | 50 g Mayonnaise

Zubereitung

1. Die Brötchen waagerecht halbieren und zur Seite stellen.
2. Das Hackfleisch mit Koriander, Kreuzkümmel, Cayennepfeffer, Salz und Pfeffer vermengen und 12 Patties formen.
3. Etwas Kokosöl in einer Pfanne erhitzen und die Burger beidseitig durchbraten.
4. Inzwischen Die Tomaten waschen und in Scheiben schneiden. Die Zwiebel schälen und in Ringe schneiden. Den Speck in kleine Würfel schneiden und in der Pfanne kurz mitbraten.
5. Die Brötchen mit Mayonnaise bestreichen und nach Belieben mit Patties, Tomaten, Zwiebel, Speck und Petersilie belegen.

Nährwerte pro Burger

Kcal	**KH** [g]	**E** [g]	**F** [g]
173	1	10	15

Käse-Lachs-Pfannkuchen

Dauer	**Portion(en)**	**Grad**
10 Minuten	2	leicht

Zutaten

120 g Frischkäse | 3 Eier | 85 g Räucherlachs

Zubereitung

1. Aus 80 g Frischkäse und den Eiern einen Teig anrühren.
2. In einer Pfanne mit etwas Öl die Pfannkuchen beidseitig backen.
3. Die Pfannkuchen mit dem übrigen Frischkäse bestreichen und den Lachs darauf verteilen.
4. Dann zu Pancakes einrollen und genießen.

Nährwerte pro Portion

Kcal	**KH** [g]	**E** [g]	**F** [g]
356	2	32	25

Spargel-Muffins

Dauer	**Portion(en)**	**Grad**
30 Minuten	4	leicht

Zutaten

100 g frischer Spargel | 60 g Frischkäse | 25 ml Sahne | 4 Eier | 30 g geriebener Mozzarella | 10 g geriebener Parmesan | Meersalz, Pfeffer

Zubereitung

1. Den Backofen auf 160°C vorheizen. Ein Muffinblech einfetten.
2. Den Spargel waschen, schälen und in Stücke von etwa 1 cm schneiden.
3. Frischkäse, Sahne, Eier, Parmesan, Salz und Pfeffer zu einem Teig verarbeiten. Den Teig in die Förmchen füllen und den Spargel darauf verteilen.
4. Den Mozzarella darüber streuen und die Muffins für **20 Minuten** in den Backofen geben.

Achtung: Die Muffins fallen nach dem Auskühlen etwas zusammen – das ist normal!

Nährwerte pro Portion

Kcal	**KH** [g]	**E** [g]	**F** [g]
162	1	12	13

Fischsuppe

Dauer	**Portion(en)**	**Grad**
30 Minuten	4	leicht

Zutaten

125 g Schalotten | 20 g Lauchzwiebeln | 1 HV Petersilie | 1 EL MCT-Öl | 300 ml Gemüsebrühe | 500 g Heilbutt | 400 ml Kokosmilch | 40 ml Limettensaft | 25 g Curry-Paste | 1 TL Meersalz

Zubereitung

1. Die Schalotten schälen und sehr fein hacken. Die Lauchzwiebeln waschen und in Ringe schneiden. Die Petersilie waschen, trockenschütteln und hacken.
2. Das Öl in einer Pfanne erhitzen und die Schalotten glasig andünsten. Nun die Brühe, Currypaste und Kokosmilch dazugeben und etwa **5 Minuten** köcheln lassen.
3. Den Fisch kalt abspülen und in die Suppe legen. Weitere **10 Minuten** köcheln lassen.
4. Die Suppe abschmecken und auf Tellern anrichten. Die Lauchzwiebeln darüber streuen.

Nährwerte pro Portion

Kcal	**KH** [g]	**E** [g]	**F** [g]
447	7	18	38

Kokos-Thai-Suppe

Dauer	Portion(en)	Grad
35 Minuten	2	leicht

Zutaten

1 Zitrone | 1 Bd. Koriander | 20 g frischer Ingwer | 100 g Champignons | 1 Chilischote | Zitronengras | 100 g Shrimps | 400 ml Fleischbrühe | 200 ml Kokosmilch | 1 EL MCT-Öl | ½ EL Meersalz

Zubereitung

1. Die Zitrone heiß abwaschen und die Schale fein abreiben. Den Koriander waschen, trockenschütteln und hacken. Den Ingwer schälen und in Streifen schneiden. Die Pilze in Scheiben schneiden. Die Chilischote fein hacken.
2. Nun den Zitronenabrieb, Koriander, Ingwer, Chilischote, Zitronengras und MCT-Öl in eine Topf geben. Die Brühe und die Kokosmilch zugeben und die Suppe etwa **20 Minuten** bei mittlerer Hitze köcheln lassen.
3. Dann alles durch ein Sieb seihen und wieder in den Topf geben.
4. Nun die Champignons und Shrimps zugeben, kurz erhitzen und servieren.

Nährwerte pro Portion

Kcal	**KH** [g]	**E** [g]	**F** [g]
449	13	28	33

Lauchcreme-Suppe mit Kokosmilch

Dauer	Portion(en)	Grad
20 Minuten	3	leicht

Zutaten

1 Zwiebel | 1 Stange Porree | 1 EL Kokosöl | 200 g Rinderhackfleisch | Meersalz, Pfeffer | 40 ml Fleischbrühe | 400 ml Kokosmilch

Zubereitung

1. Die Zwiebel schälen und klein würfeln. Den Porree waschen und in Ringe schneiden.
2. In einem Topf das Öl erhitzen und die Zwiebeln glasig anschwitzen. Das Hackfleisch dazugeben und salzen und pfeffern.
3. Nun den Porree zufügen und auch anschwitzen. Die Brühe und die Kokosmilch dazugießen. Dann die Suppe einige Minuten köcheln lassen.

Nährwerte pro Portion

Kcal	**KH** [g]	**E** [g]	**F** [g]
513	9	6	32

Hauptgerichte

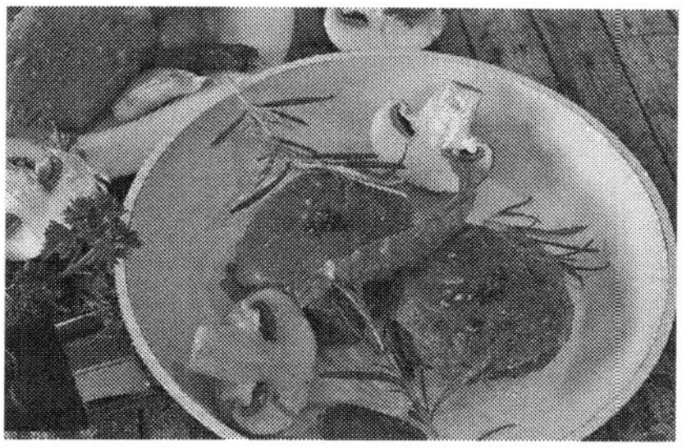

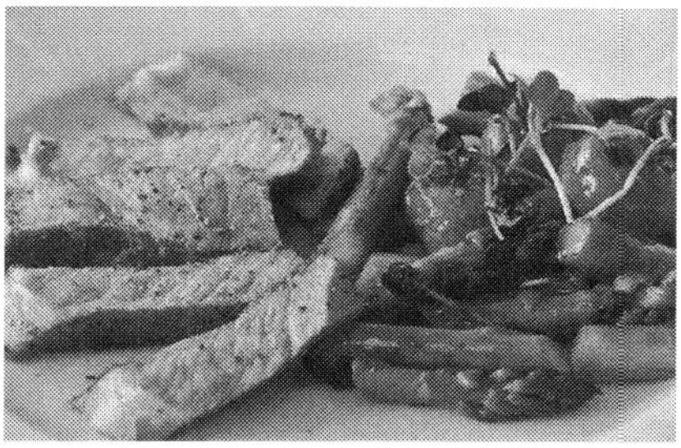

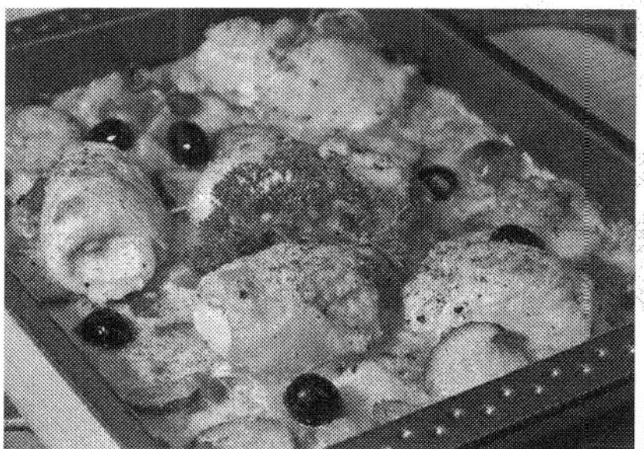

Blumenkohl-Pilz-Reis

Dauer	Portion(en)	Grad
40 Minuten	2	mittel

Zutaten

400 g Blumenkohl | ½ Zwiebel | 1 Knoblauchzehe | 500 g Champignons | 2 EL Olivenöl | ¼ l Gemüsebrühe | ¼ l trockner Weißwein | 1 TL Chiliflocken | 1 TL getrockneter Thymian | 2 EL Trüffelöl | Meersalz, Pfeffer

Zubereitung

1. Den Blumenkohl waschen und in grobe Stücke zerteilen. Dann im Standmixer oder mit dem Stabmixer auf Reiskorngröße zerkleinern. Die Zwiebel und den Knoblauch schälen und fein würfeln. Die Champignons putzen und in mundgerechte Stücke schneiden.
2. In einer großen Pfanne das Öl erhitzen und auf mittlerer Hitze die Zwiebeln und Knoblauch etwa **5 Minuten** dünsten. Dann die Pilze zugeben und nochmal **5 Minuten** braten.
3. Den Blumenkohl untermischen und mit Brühe und Wein ablöschen, so dass alles bedeckt ist. Ggf. noch Wasser oder Wein zufügen.
4. Dann mit den Chiliflocken würzen und den Thymian darüber streuen. Unter Rühren etwa **20 Minuten** köcheln lassen, bis die Flüssigkeit verkocht ist.
5. Das Trüffelöl einrühren und alles mit Salz und Pfeffer abschmecken.

Nährwerte pro Portion

Kcal	KH [g]	E [g]	F [g]
328	8	12	27

Blumenkohl-Hähnchen-Auflauf

Dauer	Portion(en)	Grad
40 Minuten	2	leicht

Zutaten

30 g Butter | 250 g Hähnchenbrustfilet | Meersalz, Pfeffer | 16 g ketogenes Pesto | 120 g Sahne | 150 g Blumenkohl | 1 Tomate | 45 g Porree | 120 g Cheddar

Zubereitung

1. Den Backofen auf 180°C Umluft vorheizen. Eine Auflaufform einfetten.
2. Das Hähnchenfleisch in kleine Stücke schneiden. In einer Pfanne die Butter erhitzen und das Fleisch kurz scharf anbraten. Danach salzen und pfeffern und in der Auflaufform verteilen.
3. Das Pesto mit der Sahne vermischen und auch in die Form geben.
4. Das Gemüse waschen, in Stücke schneiden und in der Auflaufform verteilen.
5. Den Cheddar reiben und über den Auflauf streuen.
6. Nun im Ofen etwa **25-30 Minuten** backen.

Nährwerte pro Portion

Kcal	**KH** [g]	**E** [g]	**F** [g]
713	8	47	55

Gaucho-Burger

Dauer	Portion(en)	Grad
20 Minuten	4	leicht

Zutaten

1 Schalotte | 5 g Knoblauchzehe | 250 g grobe Bratwurst | 450 g Rinder-Hackfleisch | Meersalz, Pfeffer | 4 Eier | 100 g Kopfsalat | 100 g Pesto

Zubereitung

1. Die Schalotte und den Knoblauch schälen und fein hacken. Die Bratwürste aufschlitzen und das Brät herauslösen. Dann alles mit dem Hackfleisch vermengen und salzen und pfeffern. Aus der Masse nun vier Patties formen.
2. Etwas Öl in einer Pfanne erhitzen und die Patties darin anbraten.
3. Die Eier in einer Pfanne zu Spiegeleiern braten.
4. Die Hamburger-Patties auf Salatblätter legen und mit je 1 Ei bedecken. Das Pesto darauf geben und genießen.

Nährwerte pro Portion

Kcal	**KH** [g]	**E** [g]	**F** [g]
583	2	42	46

Ei-Wraps mit Lachs

Dauer	**Portion(en)**	**Grad**
20 Minuten	2	mittel

Zutaten

2 Eier | Meersalz, Pfeffer | 2 TL Rapsöl | 1 Avocado | 3 Zweige frischer Koriander | 1 Zitrone | 2 Tomaten | 120 g Räucherlachs

Zubereitung

1. Die Eier aufschlagen und getrennt verquirlen, dann mit Salz und Pfeffer abschmecken.
2. 1 TL Öl in einer Pfanne erhitzen, 1 Ei einlaufen lassen. Nun die Pfanne hin und her kippen, so dass das Ei bis an den Rand läuft und dann als Wrap ausbacken. Mit dem anderen Ei ebenso verfahren.
3. Die Avocado halbieren, das Fruchtfleisch herauslösen und zerdrücken. Die Blätter vom Koriander fein hacken. Die Zitrone auspressen und den Saft mit Avocado und Koriander vermischen. Die Mischung auf den Ei-Wraps verteilen.
4. Die Tomaten waschen und klein würfeln. Die Würfel mit dem Lachs auf die Wraps geben, dann aufrollen und servieren.

Nährwerte pro Portion

Kcal	**KH** [g]	**E** [g]	**F** [g]
372	11	23	28

Eier mit Spinat

Dauer	**Portion(en)**	**Grad**
15 Minuten	2	leicht

Zutaten

2 Eier | 2 Eigelbe | 1 EL Zitronensaft | Meersalz, Pfeffer | 3 EL Butter | Kräuter nach Wahl | 3 HV Spinat | 1 reife Avocado

Zubereitung

1. Die Eigelbe mit Zitronensaft, Salz, Pfeffer und Kräutern im Mixer auf höchster Stufe mixen.
2. Nun 2 EL Butter dazugeben und mixen, bis die Soße andickt.
3. Den Spinat waschen und dann in einer Pfanne mit wenig Wasser solange anwärmen, bis er einfällt.
4. Das Wasser abgießen und 1 EL Butter und etwas Salz zufügen.
5. Avocado halbieren, das Fruchtfleisch aus der Schale lösen und klein scheiden.
6. Die Eier in **8 Minuten** hartkochen und anschließend pellen.
7. Den Spinat mit der Avocado, Eiern und der Sauce Hollandaise garnieren.

Nährwerte pro Portion

Kcal	**KH** [g]	**E** [g]	**F** [g]
361	8	13	32

Flammkuchen Low Carb

Dauer	Portion(en)	Grad
40 Minuten	3	leicht

Zutaten

½ Bd. Lauchzwiebeln | 2 Eier | 125 g Quark (40% Fettanteil) | 150 g geriebener Käse nach Wahl | 120 g Creme fraiche | 100 g Speck in Würfeln

Zubereitung

1. Den Backofen auf 180°C vorheizen. Ein Backblech mit Backpapier auslegen.
2. Die Lauchzwiebeln waschen und in Röllchen schneiden.
3. In einer Schüssel nun die Eier mit Quark und 80 g geriebenem Käse verrühren.
4. Nun die Masse auf das Blech gießen und glattstreichen. Dann etwa **15 Minuten** backen.
5. Danach den Boden mit Creme fraiche bestreichen und mit Lauchzwiebeln, Speck und dem übrigen Käse belegen. Dann noch einmal **15 Minuten** backen.

Nährwerte pro Portion

Kcal	**KH** [g]	**E** [g]	**F** [g]
528	8	31	40

Frikadellen mit Sesam und Minze

Dauer	Portion(en)	Grad
30 Minuten	3	leicht

Zutaten

1 HV frische Minze | 10 g Sesam | 1 Ei | 500 g gemischtes Hackfleisch | Meersalz, Pfeffer | Olivenöl

Zubereitung

1. Die Minze waschen, trockenschütteln und fein hacken.
2. Alle Zutaten, bis auf das Öl, in einer Schüssel gut vermengen und daraus kleine Frikadellen formen.
3. In einer Pfanne Öl erhitzen und die Frikadellen rundherum etwa **15 Minuten** braten.

Nährwerte pro Portion

Kcal	**KH** [g]	**E** [g]	**F** [g]
448	1	32	34

Gebackene Rippchen

Dauer	Portion(en)	Grad
2 ½ Std	4	leicht

Zutaten

1 kg Schälrippe vom Schwein | 1 TL Meersalz | 350 ml Gemüsebrühe | 40 ml Limettensaft | 1 TL Knoblauchpulver | 1 Schalotte | 2 Knoblauchzehen | 1 HV Petersilie | 175 ml Mayonnaise | ½ TL Meersalz

Zubereitung

1. Den Backofen auf 150°C Umluft vorheizen.
2. Die Rippchen in einen Bräter legen und mit Salz bestreuen. Dann Brühe, Limettensaft und Knoblauchpulver dazugeben.
3. Den Bräter verschließen und etwa **2 Stunden** im Ofen schmoren.
4. Die Schalotten und den Knoblauch schälen und in ein hohes Gefäß geben. Die restlichen Zutaten dazugeben und alles mit dem Stabmixer fein pürieren.
5. Die Soße zu den Rippchen reichen.

Nährwerte pro Portion

Kcal	**KH** [g]	**E** [g]	**F** [g]
725	5	46	58

Grüne Spiegelei-Pfanne

Dauer	Portion(en)	Grad
25 Minuten	2	leicht

Zutaten

2 Stangen Porree | 1 Knoblauchzehe | 2 HV Rucola | 2 EL Butter | 4 EL Weißwein | 4 Eier | Meersalz, Pfeffer

Zubereitung

1. Den Porree waschen und in dünne Ringe schneiden. Den Knoblauch schälen und hacken. Den Rucola waschen.
2. In einer großen Pfanne die Butter erhitzen und den Porree weich braten. Nun etwas Salz und den Knoblauch dazugeben. Solange braten, bis es anfängt zu duften.
3. Den Rucola und Wein zugeben und kochen, bis das Gemüse und der Salat zusammenfällt. Dann mit Pfeffer abschmecken.
4. Die Eier in die Pfanne schlagen und mit Deckel etwa **4 Minuten** bei kleiner Hitze zu Spiegeleiern braten.

Nährwerte pro Portion

Kcal	**KH** [g]	**E** [g]	**F** [g]
384	8	24	28

Schweine-Feta-Spieß

Dauer	Portion(en)	Grad
90 Minuten	3	mittel

Zutaten

100 g Feta | 1 Knoblauchzehe | 1 rote Chilischote | ½ rote Zwiebel | 1 TL getrockneter Thymian | 3 TL Olivenöl | Meersalz | Pfeffer | ½ Bio-Zitrone | 2 EL natives Olivenöl | 1 EL gehackte Petersilie | ½ TL getrockneter Rosmarin | 1 TL getrockneter Oregano | 175 g Schweinenacken | 2 gelbe Paprikaschoten

Zubereitung

1. Den Feta in Würfel von 2 cm schneiden. Den Knoblauch schälen und dritteln. Die Chilischote waschen und in Ringe schneiden. Die Zwiebel schälen und in feine Streifen schneiden. Dann alles mit Thymian, 3 TL Öl und 1 Prise Salz in einer Schüssel vermischen. Dann abgedeckt in den Kühlschrank stellen.
2. Aus der Zitrone etwa 1 EL Saft auspressen und mit 1 EL Öl und den Kräutern verrühren, dann die Marinade kräftig salzen und pfeffern.
3. Das Fleisch in etwa 3 cm große Würfel schneiden und mit der Marinade verrühren. Dann abgedeckt etwa **1 Stunde** in den Kühlschrank stellen.
4. In der Zwischenzeit die Paprika waschen, halbieren und in 3 cm große Würfel schneiden.
5. Nun das Fleisch abwechselnd mit 2-3 Paprikastücken auf Spieße stecken.
6. Das übrige Öl in einer Pfanne erhitzen und die Spieße rundherum **5 Minuten** braten.
7. Aus der Marinade den Knoblauch entfernen und den Feta mit Marinade auf Tellern anrichten. Die Spieße daneben legen und servieren.

Nährwerte pro Portion

Kcal	KH [g]	E [g]	F [g]
453	11	20	36

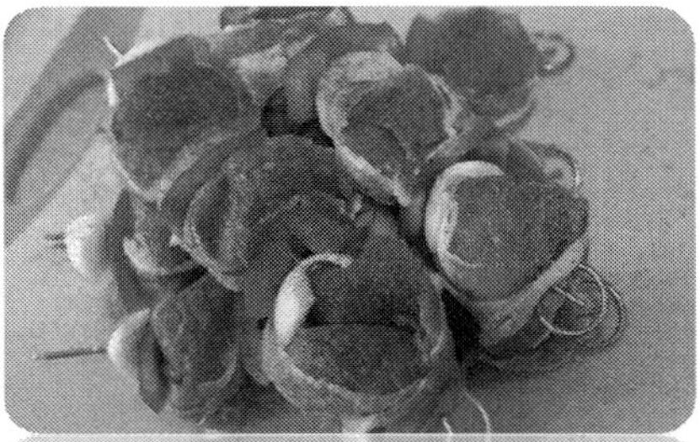

Hackfleisch-Blumenkohl-Auflauf

Dauer	**Portion(en)**	**Grad**
40 Minuten	4	leicht

Zutaten

450 g Blumenkohl | 60 g Zwiebeln | 350 g gemischtes Hackfleisch | 25 g Butter | 200 ml Sahne | 75 g geriebener Emmentaler | Meersalz, Pfeffer, Muskat

Zubereitung

1. Den Backofen auf 200°C vorheizen. Eine Auflaufform einbuttern.
2. Den Blumenkohl waschen und in kleine Röschen zerteilen. Dann in kochendem Salzwasser etwa **4 Minuten** blanchieren und in der Auflaufform verteilen.
3. Die Zwiebel schälen, fein hacken und mit dem Hackfleisch vermengen. Die Masse würzen und über den Blumenkohl geben.
4. In einer Schüssel die Sahne mit der Hälfte des Emmentalers verrühren. Mit Salz, Pfeffer und Muskat würzen und über den Auflauf gießen.
5. Nun im Ofen etwa **25 Minuten** backen. Nach **10 Minuten** den übrigen Käse darüber streuen und fertig backen.

Nährwerte pro Portion

Kcal	**KH** [g]	**E** [g]	**F** [g]
453	8	24	36

Käse-Pilz-Omelett

Dauer	**Portion(en)**	**Grad**
15 Minuten	2	leicht

Zutaten

150 g Champignons | 2 Schalotten | ½ Bd. Petersilie | 1 EL Rapsöl | 4 Eier | Meersalz, Pfeffer | 50 g geriebener Mozzarella

Zubereitung

1. Die Pilze putzen und in Scheiben schneiden. Sie Schalotten schälen und fein würfeln. Die Petersilie waschen und fein hacken.
2. Die Eier in einer Schale verquirlen, salzen und pfeffern und die Petersilie untermischen.
3. In einer Pfanne das Öl erhitzen und Pilze und Zwiebeln kräftig anbraten, die Eimasse zugeben und die Hitze herunterregeln. Den Mozzarella in die Pfanne streuen und das Omelett bei mittlerer Hitze stocken lassen.
4. Ist die Omelettunterseite gestockt, das Omelett einmal zusammenklappen und nach Wunsch noch kurz weiterbraten oder sofort servieren.

Nährwerte pro Portion

Kcal	**KH** [g]	**E** [g]	**F** [g]
340	5	23	27

Lachs auf Zucchinibett

Dauer	Portion(en)	Grad
30 Minuten	2	leicht

Zutaten

1 Zitrone | 1 Zucchini | 2 Tomaten | 30 g rote Zwiebeln | 1 Knoblauchzehe | Frischer Rosmarin | 250 g Lachsfilet | Getrockneter Dill | Getrockneter Thymian | Meersalz | Pfeffer

Zubereitung

1. Den Backofen auf 150°C Umluft vorheizen.
2. Die Zitrone heiß abwaschen und in Scheiben schneiden. Die Zucchini waschen und in Scheiben schneiden. Beides in einer Auflaufform verteilen.
3. Die Tomaten waschen und in Stücke schneiden. Die Zwiebeln und Knoblauch schälen und hacken.
4. Nun den Fisch in die Auflaufform legen und alle übrigen Zutaten darauf verteilen.
5. Die Auflaufform für **20 Minuten** in den Backofen geben.

Nährwerte pro Portion

Kcal	**KH** [g]	**E** [g]	**F** [g]
290	8	27	17

Lachsfilet mit Dip

Dauer	Portion(en)	Grad
30 Minuten	3	leicht

Zutaten

Frischer Dill | Frischer Rosmarin | 1 Knoblauchzehe | 1 Zitrone | Getrockneter Thymian | 350 g Lachsfilet | 4 g Fischsalz | 1 EL Olivenöl | 150 g griechischer Joghurt

Zubereitung

1. Den Backofen auf 180°C vorheizen. Eine Auflaufform mit Öl einpinseln.
2. Die Kräuter waschen und hacken. Den Knoblauch schälen und fein hacken. Die Zitrone heiß abwaschen und etwa 1 TL Schale abreiben.
3. Den Fisch mit Fischsalz würzen und in die Form legen. Die Kräuter darüber streuen.
4. Im vorgeheizten Ofen den Fisch nun **20 Minuten** backen.
5. Inzwischen den Zitronenabrieb mit dem Joghurt zu einem Dip verrühren.
6. Das Lachsfilet mit dem Joghurt-Dip servieren.

Nährwerte pro Portion

Kcal	**KH** [g]	**E** [g]	**F** [g]
317	4	25	24

Pilz-Omelett

Dauer	Portion(en)	Grad
15 Minuten	2	leicht

Zutaten

65 g Pilze nach Wahl | 35 g Lauchzwiebeln | 60 g Butter | 5 Eier | 35 ml Milch | ½ TL Meersalz | ½ TL Pfeffer

Zubereitung

1. Die Pilze putzen und klein schneiden. Die Lauchzwiebeln waschen und ebenfalls klein schneiden. Dann beides in einer Pfanne mit 1 EL Butter kurz anbraten. Aus der Pfanne nehmen und zur Seite stellen.
2. In einer kleinen Schüssel die Eier mit Milch, Salz und Pfeffer verquirlen.
3. In der Pfanne die übrige Butter erhitzen und die Eimasse hineingeben. Dann die Temperatur reduzieren und die Eimasse langsam stocken lassen.
4. Die Pilzmischung auf einer Hälfte des Omeletts geben und die andere Hälfte überklappen.

Nährwerte pro Portion

Kcal	**KH** [g]	**E** [g]	**F** [g]
456	4	22	41

Lachs auf Spinat

Dauer	Portion(en)	Grad
20 Minuten	2	mittel

Zutaten

2 Knoblauchzehen | 2 Limetten | Meersalz, Pfeffer | 3 EL Kokosöl | 2 Stck. Lachs | 400 g Spinat

Zubereitung

1. Den Knoblauch schälen und fein hacken. Die Limetten heiß abwaschen, die Schalen abreiben und 3 EL Saft auspressen.
2. Die Limettenschalen mit Knoblauch vermischen und salzen und pfeffern. Die Hälfte des Kokosöls erwärmen und mit der Knoblauchmischung verrühren.
3. Den Fisch in der Marinade wenden und dann in einer großen Pfanne je **3-4 Minuten** pro Seite anbraten.
4. Das übrige Kokosöl erwärmen und mit dem Limettensaft verrühren. Den Spinat damit vermischen, abschmecken und zum Fisch servieren.

Nährwerte pro Portion

Kcal	**KH** [g]	**E** [g]	**F** [g]
408	4	26	31

Räucherlachs-Omelett

Dauer	Portion(en)	Grad
15 Minuten	1	leicht

Zutaten

1 TL frischer Dill | 1 EL frisches Schnittlauch | 2 Eier | 3 ml Milch | Meersalz, Pfeffer | 10 g Kokosöl | 40 g Räucherlachs

Zubereitung

1. Die Kräuter waschen und sehr klein schneiden.
2. In einer Schüssel die Eier mit Milch und den Gewürzen verquirlen.
3. In einer Pfanne das Öl erhitzen und die Eimasse hineingeben. Nun die Hitze reduzieren und das Ei ganz langsam stocken lassen.
4. Nun den Räucherlachs auf einer Hälfte verteilen und mit den Kräutern bestreuen.
5. Das fertige Omelett zusammenklappen und noch warm servieren.

Nährwerte pro Portion

Kcal	**KH** [g]	**E** [g]	**F** [g]
334	0	24	28

Spargel im Speckmantel

Dauer	Portion(en)	Grad
30 Minuten	2	leicht

Zutaten

500 g Spargel | 120 g durchwachsener Speck | 25 ml Kokosöl | Meersalz, Pfeffer

Zubereitung:

1. Den Backofen auf 150°C vorheizen.
2. Den Spargel waschen und schälen. Den Speck in Streifen schneiden.
3. Nun je 3 Spargelstangen mit Speck umwickeln und auf ein Backblech geben. Mit Kokosöl einfetten und salzen und pfeffern.
4. Dann für **20 Minuten** in den Backofen geben.

Nährwerte pro Portion

Kcal	**KH** [g]	**E** [g]	**F** [g]
335	6	23	25

Spinat-Speck-Frittata

Dauer	Portion(en)	Grad
25 Minuten	2	leicht

Zutaten

1 grobe Bratwurst | 2 Scheiben Bacon | 2 Scheiben Kochschinken | 2 EL Butter | 120 g Babyspinat | 6 Eier | Meersalz, Pfeffer

Zubereitung

1. Den Backofen auf 180°C vorheizen.
2. Die Bratwurst aufschlitzen und das Brät herauslösen. Den Bacon und Schinken würfeln. Dann alles in einer Pfanne mit Butter etwa **5 Minuten** anbraten.
3. Danach das überschüssige Fett abgießen und den Spinat dazugeben. Etwa **2 Minuten** braten, bis der Spinat zusammenfällt.
4. Die Eier in einer Schüssel aufschlagen, salzen und pfeffern und gut verquirlen. Die Masse in die Pfanne füllen und stocken lassen.
5. Die Pfanne für **8 Minuten** in den Backofen geben.

Nährwerte pro Portion

Kcal	**KH** [g]	**E** [g]	**F** [g]
76	1	36	37

Ziegenkäse-Omelett

Dauer	Portion(en)	Grad
10 Minuten	2	leicht

Zutaten

2 EL frische Petersilie | 2 EL frischer Schnittlauch | 4 Eier | 10 ml Sahne | Meersalz, Pfeffer | 20 ml Kokosöl | 65 g Ziegenfrischkäse

Zubereitung

1. Die Kräuter waschen und klein schneiden. Das Kokosöl in einer Pfanne erhitzen.
2. In einer Schüssel die Eier mit Sahne, Salz und Pfeffer verquirlen. Die Eimasse in die Pfanne geben und bei reduzierter Hitze langsam stocken lassen.
3. Auf eine Hälfte nun den Ziegenkäse streichen und mit Kräutern bestreuen.
4. Das Omelett zusammenklappen und warm genießen.

Nährwerte pro Portion

Kcal	**KH** [g]	**E** [g]	**F** [g]
369	1	18	34

Zucchini-Auflauf

Dauer	Portion(en)	Grad
40 Minuten	4	mittel

Zutaten

1 Knoblauchzehe | 1 HV frisches Basilikum | 1 HV frische Petersilie | 2 Zucchini | 500 g gemischtes Hackfleisch | 250 g gehackte Tomaten aus der Dose | 120 g geriebener Cheddar | 75 g geriebener Mozzarella

Zubereitung

1. Den Knoblauch schälen und pressen. Die Kräuter waschen und hacken. Die Zucchini waschen und mit einem Spargelschäler in lange Scheiben schneiden.
2. Das Hackfleisch in einer Pfanne mit etwas Öl krümelig anbraten. Die Tomaten mit dem Knoblauch vermischen und zum Hackfleisch geben. Gut umrühren und kurze Zeit köcheln lassen.
3. Den Backofen auf 180°C vorheizen. Eine Auflaufform leicht einölen.
4. Nun eine dünne Schicht von der Fleischmasse füllen. Darüber die Zucchini legen. Wieder eine Schicht Hackfleisch geben und den Mozzarella darüber streuen. Dann nochmal Zucchini und die letzte Hackfleischschicht einfüllen.
5. Nun das Ganze mit Cheddar und Mozzarella bestreuen und im Ofen etwa **20 Minuten** backen.

Nährwerte pro Portion

Kcal	**KH** [g]	**E** [g]	**F** [g]
350	4	25	26

Zucchini Nudeln mit Lachs

Dauer	Portion(en)	Grad
30 Minuten	2	mittel

Zutaten

2 Zucchini | 2 Lauchzwiebeln | 2 Knoblauchzehen | 1 Limette | 2 Wildlachs-Filets | 175 ml Kokosmilch | 3 EL Apfelessig | 2 EL natives Olivenöl | 1 EL MCT-Öl | 1 Stängel Dill | Meersalz, Pfeffer

Zubereitung

1. Die Zucchini waschen und mit einem Spiralschneider in lange Streifen schneiden. Die Lauchzwiebeln waschen und fein hacken. Den Knoblauch schälen und auch fein hacken. Die Limette heiß abwaschen, halbieren und auspressen.
2. In einem Wok oder Topf mit etwas Olivenöl den Knoblauch und die weißen Stücke der Lauchzwiebeln andünsten.
3. Den Fisch mit Salz und Pfeffer einreiben und mit Limettensaft beträufeln. Dann in den Wok geben und kurz anbraten. Alles mit Kokosmilch ablöschen und mit Essig, MCT-Öl, Salz und Pfeffer abschmecken.
4. Nun die Zucchini, Dill und die grünen Lauchzwiebeln zufügen und **4 Minuten** köcheln lassen.

Nährwerte pro Portion

Kcal	**KH** [g]	**E** [g]	**F** [g]
534	9	29	41

Snacks

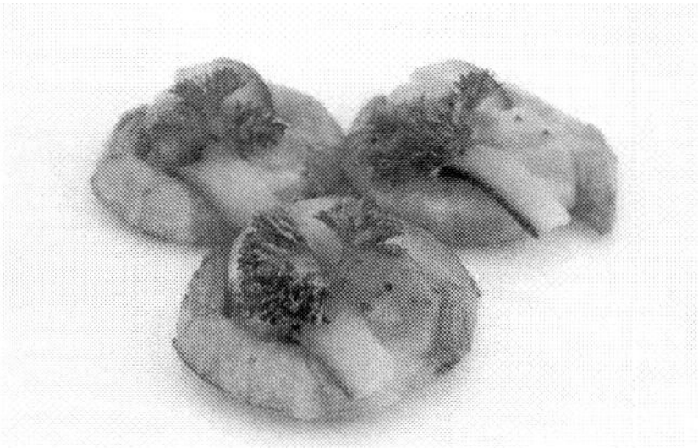

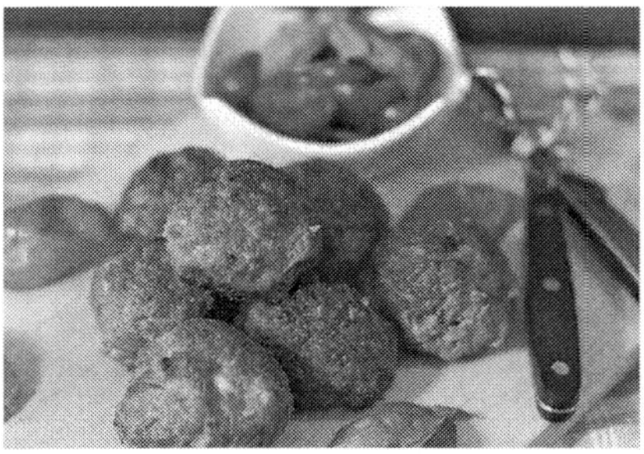

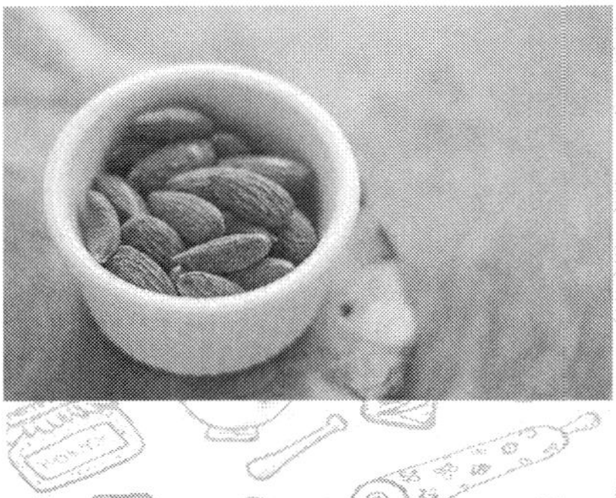

Auberginen-Mini-Pizzen

Dauer	Portion(en)	Grad
30 Minuten	12	mittel

Zutaten

1 Aubergine | Meersalz, Pfeffer | 25 g Tomatenmark | 2 EL natives Olivenöl | 1 EL italienische Kräuter | 100 g Tomaten | 120 g Mozzarella | 1 Chilischote | 75 g Champignons

Zubereitung

1. Den Backofen auf 180°C anheizen.
2. Die Aubergine in Scheiben von etwa 1 cm schneiden. Dann gut salzen und auf einem Backblech etwa **10 Minuten** backen. Danach auf dem Backblech lassen.
3. Den Tomatenmark, Olivenöl und Kräuter mischen. Die Masse auf den Auberginen verteilen.
4. Die Tomaten waschen und mit den Pilzen, der Chilischote und dem Mozzarella klein schneiden. Alles auf den Auberginenscheiben verteilen
5. Die Mini-Pizzen nun etwa **10-12 Minuten** backen.

Nährwerte für eine Mini-Pizza

Kcal	**KH** [g]	**E** [g]	**F** [g]
49	2	3	5

Avocado-Ei-Bomben

Dauer	Portion(en)	Grad
35 Minuten	6	mittel

Zutaten

120 g Bacon | 4 Eier | 80 g Avocado | Meersalz, Pfeffer

Zubereitung

1. Den Backofen auf 180°C vorheizen. In 6 Mulden eines Muffinbleches Silikonformen legen.
2. Den Bacon in 12 Streifen schneiden. Die Eier in **8-10 Minuten** hart kochen.
3. Einen Streifen Speck längs halbieren und über Kreuz in ein Förmchen legen. Den anderen Streifen vertikal hineinlegen, so dass ein kleiner Korb entsteht. Dasselbe mit dem übrigen Speck machen.
4. Die Muffinform in den Ofen stellen und **12-15 Minuten** backen.
5. Die Eier, Avocado, Salz und Pfeffer zu einer cremigen Masse verteilen.
6. Die Speckkörbchen nun mit der Masse füllen und servieren.

Nährwerte pro Stück

Kcal	**KH** [g]	**E** [g]	**F** [g]
151	1	11	13

Käse-Chips

Dauer	Portion(en)	Grad
20 Minuten	1 Backblech 3 Portionen	mittel

Zutaten

1 mittelgroße Jalapeno | 8 EL geriebener Parmesan | 2 Scheiben Provolone

Zubereitung

1. Den Backofen auf 200°C vorheizen. Ein Backblech mit Backpapier auslegen.
2. Das Jalapeno in dünne Scheiben schneiden und dann im Ofen etwa **5 Minuten** backen.
3. Auf dem Backblech danach kleine Häufchen des Parmesans verteilen und da hinein je 1 Stück Jalapeno drücken. Nun den Provolone auf den Häufchen verteilen und dann im Ofen etwa **9-10 Minuten** backen.

Nährwerte für alle Chips

Kcal	**KH** [g]	**E** [g]	**F** [g]
485	3	40	33

Käse-Cracker

Dauer	Portion(en)	Grad
15 Minuten	6	mittel

Zutaten

85 g Mandelmehl | 4 EL geriebener Cheddar | 1 TL Weinstein-Backpulver | 60 g Frischkäse | 60 g geriebener Parmesan | Meersalz

Zubereitung

1. Den Backofen auf 200°C vorheizen. Ein Backpapier auf ein Bachblech legen.
2. In einer Schüssel das Mendelmehl mit Cheddar und Backpulver vermischen. Dann den Frischkäse und den Parmesan zugeben und zu einem Teig vermengen.
3. Den Teig auf das Backblech legen und mit dem Nudelholz flach ausrollen. Den Teig dann in kleine Dreiecke oder Quadrate schneiden.
4. Im Backofen etwa **6-8 Minuten** backen.

Nährwerte für alle Cracker

Kcal	**KH** [g]	**E** [g]	**F** [g]
992	11	54	79

Pizza-Cracker

Dauer	Portion(en)	Grad
90 Minuten	6	mittel

Zutaten

35 g Leinsamen | 30 g Mandelmehl | 10 g Kokosmehl | 5 g Chiasamen | 3 g Flohsamenschalen | ½ TL Meersalz | 1 EL italienische Kräuter | 80 ml Wasser

Zubereitung

1. Den Backofen auf 180°C Umluft vorheizen.
2. In einer Schüssel Leinsamen, Mehle, Chiasamen, Flohsamen und Salz vermischen. Das Wasser zufügen und einen Teig kneten. Den Teig im Kühlschrank **1 Stunde** kalt stellen.
3. Den Teig zwischen 2 Lagen Backpapier dünn ausrollen und im Ofen etwa **20 Minuten** backen.
4. Die braunen und knusprigen Cracker nun in Stücke zerbrechen und mit einem Dip genießen.

Nährwerte pro Cracker

Kcal	**KH** [g]	**E** [g]	**F** [g]
68	0	3	6

Zucchini-Parmesan-Puffer

Dauer	Portion(en)	Grad
35 Minuten	10 Puffer	mittel

Zutaten

Pesto: 2 Stängel Basilikum | 1 Knoblauchzehe | 25 g Pinienkerne | 50 g getrocknete Tomaten in Öl | 25 g geriebener Parmesan | 5 EL Olivenöl | Meersalz, Pfeffer

Puffer: 300 g Zucchini | 80 g Karotten | 50 g geriebener Parmesan | 1 Ei | 1 TL Flohsamenpulver | Meersalz, Pfeffer

Zubereitung:

1. Vom Basilikum 6 Blätter abzupfen. Den Knoblauch schälen. Die Pinienkerne in einer Pfanne ohne Fett solange rösten, bis sie duften.
2. Alle Zutaten für das Pesto in einem hohen Gefäß mit dem Stabmixer fein pürieren.
3. Den Backofen auf 200°C vorheizen. Ein Backblech mit Backpapier belegen.
4. Die Zucchini waschen und grob raspeln. Die Karotten waschen, schälen und auch grob raspeln. Dann beides gut auspressen und mit Parmesan, Ei und Flohsamen gut vermischen. Mit 1 Prise Salz und Pfeffer würzen und etwa **4-6 Minuten** quellen lassen.
5. Aus der Masse nun 10 Portionen mit Abstand auf das Blech setzen und dort etwas flachdrücken. Dann die Puffer auf der mittleren Schiene etwa **20 Minuten** backen.
6. Sind die Pufferränder goldbraun, aus dem Ofen nehmen, etwas abkühlen lassen und auf Tellern anrichten. Das Pesto dazu reichen.

Nährwerte pro Puffer

Kcal	**KH** [g]	**E** [g]	**F** [g]
119	3	5	10

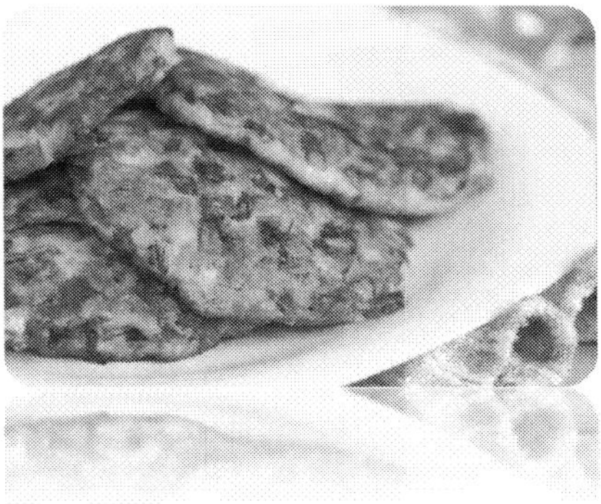

Saftige Frikadellen

Dauer	Portion(en)	Grad
20 Minuten	10	mittel

Zutaten

80 g Avocado | 1 kleine Zwiebel | 300 g Rinderhackfleisch | 20 g geschroteter Leinsamen | 1 großes Ei | 25 g Dijon-Senf 10 g Tahini | Meersalz | Gewürze nach Wahl | Olivenöl

Zubereitung

1. Die Avocado mit einer Gabel fein zerdrücken. Die Zwiebel schälen und fein hacken.
2. Alle Zutaten –bis auf das Öl- miteinander gut vermengen. Aus der Masse dann 10 Frikadellen formen.
3. In einer Pfanne das Öl erhitzen und die Frikadellen beidseitig goldbraun braten.

Nährwerte für 1 Frikadelle

Kcal	**KH** [g]	**E** [g]	**F** [g]
125	1	7	10

Schoko-Kokos-Bomben

Dauer	Portion(en)	Grad
2 Stunden	6	leicht

Zutaten

20 g Kakaobutter | 90 ml Kokosöl | 15 g Backkakao | 30 g Erythrit | 15 g neutrales Proteinpulver | ½ TL Mandelextrakt

Zubereitung

1. In einem kleinen Topf die Kakaobutter und das Kokosöl schmelzen. Dann nach und nach die übrigen Zutaten zugeben und cremig verrühren.
2. Die Masse in Eiswürfelförmchen füllen und etwa **2 Stunden** im Kühlschrank erkalten lassen.
3. Danach aus den Formen drücken und im Kühlschrank lagern.

Nährwerte pro Stück

Kcal	**KH** [g]	**E** [g]	**F** [g]
178	0	3	19

Schoko-Snack

Dauer 90 Minuten | **Portion(en)** 12 | **Grad** mittel

Zutaten

Untere Schicht: 100 g Edelbitter-Schokolade – 99% Kakao | 25 g Kokosnussöl | 60 g Mandelmus | 1 TL Vanillearoma

Obere Schicht: 90 ml Kokosmilch | 60 g Kokosnussöl | 5 EL Xucker | 1 EL Cashewmus | 1 TL Vanillearoma

Zubereitung

1. In einem Topf oder Wasserbad die Schokolade mit dem Kokosnussöl verflüssigen.
2. Das Mandelmus und Aroma einrühren und die Masse dann in kleine Silikonförmchen füllen. Die Formen für etwa **30-40 Minuten** in den Gefrierschrank stellen.
3. In der Zwischenzeit die Milch mit Kokosnussöl und Xucker aufkochen lassen und von der Flamme nehmen.
4. Das Cashewmus und das Aroma zugeben und gut verrühren.
5. Die Masse dann auf die kalten Silikonförmchen füllen und wieder für etwa **30-40 Minuten** einfrieren.

Nährwerte pro Stück

Kcal	**KH** [g]	**E** [g]	**F** [g]
163	2	2	16

Mandel-Mocca-Snack

Dauer 60 Minuten | **Portion(en)** 8 | **Grad** leicht

Zutaten

35 g Butter | 35 g Kokosöl | 120 g helles Mandelmus | 10 g ungesüßtes Kakaopulver | 10 Tropfen Flavdrops Mocca | Mandelsplitter

Zubereitung

1. In der Mikrowelle die Butter und das Kokosöl verflüssigen. Die Hälfte der beiden Zutaten mit dem Mandelmus vermischen und in kleine Silikonförmchen füllen. Dann im Kühlschrank etwa **30 Minuten** erkalten lassen.
2. Die übrige Butter und das Kokosöl mit dem Kakaopulver vermischen und die Flavdrops untermischen.
3. Die Masse auf die abgekühlten Förmchen geben und die Mandeln darüber streuen.
4. Im Gefrierschrank komplett erkalten lassen. Danach aus dem Förmchen nehmen und schnell verzehren, bevor sie schmelzen.

Nährwerte pro Portion

Kcal	**KH** [g]	**E** [g]	**F** [g]
158	1	4	18

Backwaren und Brot

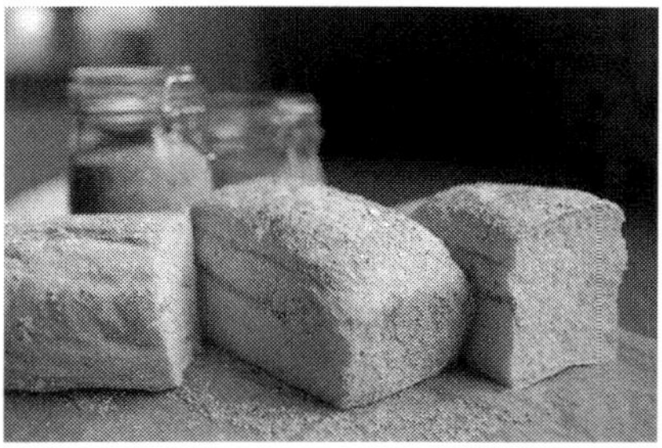

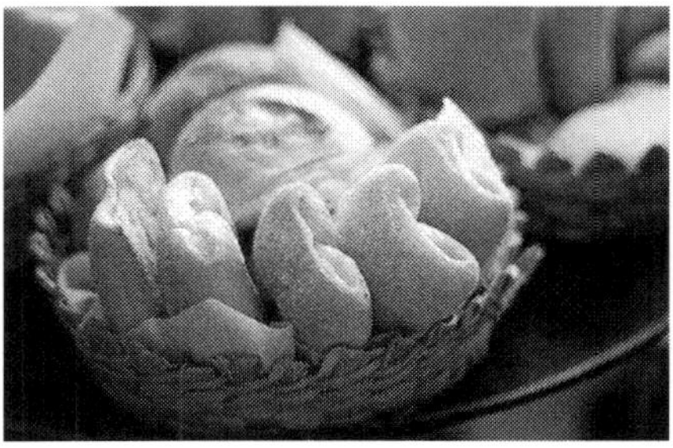

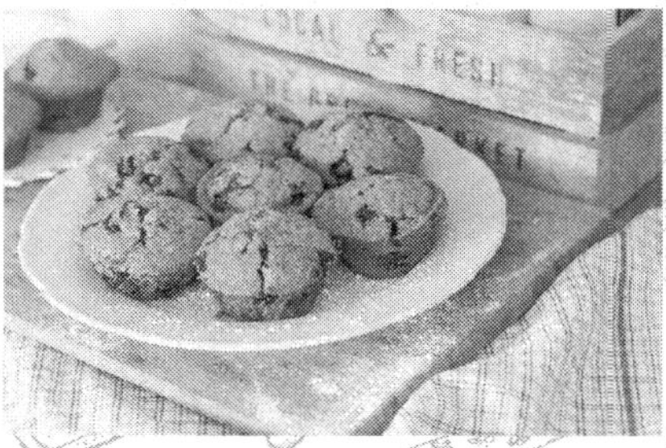

Ketogenes Brot

Dauer	Portion(en)	Grad
85 Minuten	1 Brot	mittel

Zutaten

3 Eier | ¼ l lauwarmes Wasser | 165 g Leinsamenmehl | 50 g Sonnenblumenkerne | 30 g Flohsamenschalen | 2 TL Weinstein-Backpulver | 2 TL Brotgewürz | ½ TL Meersalz

Zubereitung

1. Die Eier in einer Schüssel aufschlagen. Das Wasser zugeben und verquirlen.
2. Nach und nach die übrigen Zutaten zugeben und zu einem Teig vermengen. Den Teig etwa **10-15 Minuten** ruhen lassen.
3. Den Backofen auf 180°C vorheizen. Ein Backblech mit Backpapier auslegen.
4. Den Teig nochmals durchkneten und auf dem Blech zu einem Brotlaib formen. Die Oberfläche längs einschneiden.
5. Dann etwa **60 Minuten** im Ofen backen. Danach vor dem Verzehr vollständig auskühlen lassen.

Nährwerte für 1 Brot

Kcal	**KH** [g]	**E** [g]	**F** [g]
1139	10	87	65

Mandelbrot

Dauer	Portion(en)	Grad
75 Minuten	1 Brot	mittel

Zutaten

6 Eier | 250 g Joghurt | Meersalz | 45 g geschroteter Leinsamen | 125 g gemahlene Mandeln | 50 g Sonnenblumenkerne | 2 EL Flohsamenschalen | 2 TL Weinstein-Backpulver

Zubereitung

1. Eine Kastenform mit Kokosöl einfetten. Den Backofen auf 180°C vorheizen.
2. Die Eier mit dem Joghurt und 1 Prise Salz verrühren. Die Leinsamen, Mandeln und Sonnenblumenkerne zugeben und gut verrühren.
3. Die Flohsamen und das Backpulver zufügen und schnell unterrühren. Den Teig etwa **10 Minuten** quellen lassen und in die Brotform füllen.
4. Das Brot nun etwa **45 Minuten** backen, herausnehmen und kurze Zeit abkühlen lassen. Dann aus der Form stürzen und auf einem Gitter komplett auskühlen lassen.

Nährwerte für 1 Brot

Kcal	**KH** [g]	**E** [g]	**F** [g]
1928	30	108	154

Ketobrot „Soul Bread“

Dauer	Portion(en)	Grad
80 Minuten	1 Brot	leicht

Zutaten

50 ml Olivenöl | 5 Tropfen flüssiger Stevia | 4 Eier | 50 ml Sahne | 250 g Frischkäse | 30 g Butter | 1 TL Backsoda | 4 TL Flohsamenschalen | 50 g neutrales Proteinpulver | ½ TL Meersalz

Zubereitung

1. Den Backofen auf 180°C Umluft vorheizen. Eine Brotbackform mit Backpapier auslegen.
2. In einer großen Schüssel alle Zutaten zu einem festen Teig verkneten.
3. Den Teig in die Form füllen und etwa **50 Minuten** backen.
4. In der Form anschließend **10-12 Minuten** auskühlen lassen.

Nährwerte für 1 Brot

Kcal	**KH** [g]	**E** [g]	**F** [g]
1748	15	100	164

Mandel-Sesam-Brot

Dauer	Portion(en)	Grad
1 ½ Std	1 Brot	mittel

Zutaten

6 Eier | 250 g Quark | 45 g Sesam | 100 g gemahlene Mandeln | 50 g geschroteter Leinsamen | 20 g gepuffter Amaranth | 1 Pck. Weinstein-Backpulver | 1 TL Meersalz | 20 g Mandelmehl | 2 TL Kokosöl | Gewürze nach Wahl

Zubereitung

1. Den Backofen auf 150°C Umluft vorheizen. Eine Kastenform mit Kokosöl einfetten.
2. Die Eier trennen und die Eigelbe mit Quark und 1 Prise Salz glatt rühren.
3. In einer anderen Schüssel Sesam, Mandeln, Leinsamen, Amaranth, Backpulver und Mehl vermischen und unter die Quarkmasse rühren.
4. Die Eiweiße sehr steif schlagen und unter den Teig heben. Dann in die Form füllen und etwa **75-80 Minuten** backen.
5. Die Form aus dem Ofen holen und das Brot nach **10-12 Minuten** auslösen.

Nährwerte für 1 Brot

Kcal	**KH** [g]	**E** [g]	**F** [g]
2112	35	126	167

Zucchini-Brot

Dauer	Portion(en)	Grad
85 Minuten	1 Brot	mittel

Zutaten

80 g Zucchini | 10 Eier | 85 g Butter | 30 g Stevia | 10 g Mandelmus | 85 g Kokosmehl | 1 TL Weinstein-Backpulver | 2 TL Zimtpulver | ½ TL Ingwerpulver | 1 TL Vanilleextrakt | Meersalz

Zubereitung

1. Den Backofen auf 150°C Umluft vorheizen. Eine Kastenform mit Backpapier auslegen.
2. Die Zucchini waschen und in der Küchenmaschine sehr klein hacken.
3. Alle Zutaten in einer Schüssel vermengen und zu einem Teig verarbeiten.
4. Den Teig in die Form füllen und etwa **60 Minuten** backen.
5. Vor dem Servieren komplett erkalten lassen.

Nährwerte für 1 Brot

Kcal	**KH** [g]	**E** [g]	**F** [g]
1352	12	90	170

Keto Brötchen

Dauer	Portion(en)	Grad
30 Minuten	6 Brötchen	leicht

Zutaten

1 TL Weinstein-Backpulver | 20 g Erythrit | 30 g Flohsamenschalen | 60 g Kokosmehl | ½ TL Meersalz | ½ TL Zimt | ½ TL Nelken | 4 Eier | ¼ l heißes Wasser

Zubereitung

1. Den Backofen auf 160°C Umluft vorheizen.
2. Alle trockenen Zutaten in einer Küchenmaschine vermischen, dabei nach und nach das Wasser zugeben.
3. Die Eier dazugeben und zu einem Teig verrühren. Den Teig etwa **1-2 Minuten** quellen lassen.
4. Aus dem Teig 6 kleine Brötchen formen, auf ein Backblech legen und etwa **20 Minuten** im Ofen backen.

Nährwerte pro Portion

Kcal	**KH** [g]	**E** [g]	**F** [g]
80	1	6	5

Schnelles Mikrowellenbrot

Dauer	Portion(en)	Grad
10 Minuten	2	leicht

Zutaten

35 g Butter | 35 g Mandelmehl | 25 g Low Carb Kartoffelfasern | 1 Ei | 1 Prise Meersalz

Zubereitung

1. Die Butter in der Mikrowelle schmelzen lassen und dann mit den übrigen Zutaten zu einem Teig vermengen.
2. Den Teig in eine kleine Form geben und in der Mikrowelle etwa **2 Minuten** auf höchster Stufe backen.
3. Das Brot herausnehmen und genießen.

Nährwerte pro Portion

Kcal	**KH** [g]	**E** [g]	**F** [g]
316	2	14	38

Mediterrane Brötchen für Burger

Dauer	Portion(en)	Grad
60 Minuten	4 Brötchen	mittel

Zutaten

60 g Kokosmehl | 60 g Mandelmehl | 30 g gemahlene Mandeln | 30 g getrocknete Tomaten | 20 g Flohsamenschalen | 20 g Leinsamen | 1 Pck. Weinstein-Backpulver | 3 Eier | 2 EL Kräuter-Frischkäse | ¼ l kochendes Wasser | Gewürze nach Wahl

Zubereitung

1. Den Backofen auf 170°C vorheizen. Ein Backblech mit Backpapier auslegen.
2. Die Mehle, Mandeln, Flohsamen, Leinsamen und Backpulver in einer Schüssel gut vermischen. Die Tomaten klein schneiden und mit dem Salz und den Gewürzen dazugeben.
3. Die Eier trennen und die Eiweiße unterrühren. Nun das Wasser langsam und unter Rühren zufügen. Dann den Frischkäse unterrühren.
4. Den Teig nun vierteln und auf dem Backblech zu flachen Burgerbrötchen formen. Anschließend im Ofen etwa **40-45 Minuten** backen.

Nährwerte für 1 Brötchen

Kcal	**KH** [g]	**E** [g]	**F** [g]
280	4	15	23

Low Carb Keto-Brötchen

Dauer	Portion(en)	Grad
25 Minuten	6 Brötchen	mittel

Zutaten

3 Eier | 90 g Frischkäse

Zubereitung

1. Den Backofen auf 150°C Umluft vorheizen. Zwei Backbleche mit Backpapier belegen.
2. Die Eier trennen und das Eiweiß sehr steif schlagen.
3. Den Frischkäse mit den Eigelben gut vermengen und dann unter den Eischnee heben.
4. Aus dem Teig nun 6 Kleckse auf die Bleche verteilen und im Ofen etwa **15 Minuten** backen.
5. Die Brötchen auf den Blechen erkalten lassen.

Nährwerte für 1 Brötchen

Kcal	**KH** [g]	**E** [g]	**F** [g]
78	1	4	7

Frischkäse-Muffins

Dauer	Portion(en)	Grad
30 Minuten	12	mittel

Zutaten

Teig: 1 TL Weinstein-Backpulver | 90 g Mandelmehl | 75 g Puder-Erythrit | ½ TL Meersalz | 1 TL Vanilleextrakt | 5 ml Kokosöl | 4 Eier

Füllung: 500 g Frischkäse | 2 TL Vanilleextrakt | 20 g Erythrit

Topping: 30 g dunkle Schokolade -85% Kakaoanteil | 4 ml Kokosöl | 100 ml Sahne | 40 g Puder-Erythrit

Zubereitung

1. Den Backofen auf 160°C vorheizen. Eine Muffinform für 12 Muffins einfetten.
2. Alle Zutaten für den Teig zu einem glatten Teig verrühren und auf die Förmchen verteilen.
3. Die Zutaten für die Füllung verrühren und gleichmäßig auf die Formen verteilen.
4. Die Muffins im Ofen etwa **15 Minuten** backen.
5. Die Schokolade und das Kokosöl im heißen Wasserbad schmelzen. Dann von der Flamme nehmen und die Sahne und das Erythrit einrühren. Die Masse erkalten lassen.
6. Sind die Muffins erkaltet, das Topping in Schichten auftragen.

Nährwerte für 1 Muffin

Kcal	**KH** [g]	**E** [g]	**F** [g]
256	9	7	22

Muffin-Brötchen

Dauer	Portion(en)	Grad
30 Minuten	10 Brötchen	mittel

Zutaten

3 Eier | 15 g Flohsamenschalen | 10 g Kokosmehl | 60 g Frischkäse

Zubereitung

1. Den Backofen auf 150°C Umluft vorheizen.
2. Zuerst die Eier trennen und das Eiweiß sehr steif schlagen.
3. Die Eigelbe und die restlichen Zutaten gut vermengen und unter den Eischnee heben.
4. Den Teig in Muffinförmchen füllen und etwa **20 Minuten** im Ofen backen.

Nährwerte pro Brötchen

Kcal	**KH** [g]	**E** [g]	**F** [g]
43	0	2	4

Ketogener Kokoskuchen

Dauer	Portion(en)	Grad
35 Minuten	1 Kuchen	mittel

Zutaten

4 Eier | 240 ml Kokosmilch | 3 EL Xylit | 1 TL Weinstein-Backpulver | 4 Tropfen Vanilleextrakt | 175 g Kokosflocken | 75 g dunkle Schokolade - 85% Kakaoanteil | 30 g MCT-Öl

Zubereitung

1. Den Backofen auf 160°C vorheizen. Eine Auflaufform mit Backpapier auslegen.
2. Die Eier in einer Schüssel schaumig schlagen. Nun die Kokosmilch, Xylit, Backpulver und Vanille zugeben. Dann die Kokosflocken unterheben und alles gut verrühren.
3. Die Masse in die Form füllen und etwa **25 Minuten** backen.
4. Die Schokolade und das Öl bei kleiner Hitze erhitzen. Dann auf den ausgekühlten Kuchen verstreichen.
5. Den Kuchen im Kühlschrank vollständig auskühlen lassen.

Nährwerte für 1 Kuchen

Kcal	**KH** [g]	**E** [g]	**F** [g]
2650	38	53	252

Zitronen-Muffins

Dauer	Portion(en)	Grad
40 Minuten	12 Muffins	leicht

Zutaten

6 Eier | 120 g Butter | 5 EL flüssiger Süßstoff | 400 g gemahlene Mandeln | ½ Fl. Zitronen-Aroma | 1 Fl. Vanillearoma | 1 Pck. Weinstein-Backpulver

Zubereitung

1. Den Backofen auf 170°C vorheizen. Eine 12er-Muffinform einfetten.
2. Die Eier trennen und das Eiweiß zu Eischnee schlagen.
3. Die übrigen Zutaten in einer Schüssel gut vermengen und den Eischnee unterheben.
4. Die Masse in die Form füllen und etwa **20-30 Minuten** backen, dabei den Stäbchentest machen.

Nährwerte für 1 Muffin

Kcal	**KH** [g]	**E** [g]	**F** [g]
284	2	13	32

Möhren-Kuchen

Dauer	Portion(en)	Grad
60 Minuten	1 Kuchen	mittel

Zutaten

200 g Möhren | 5 Eier | 200 g weiche Butter | 5 EL Erythrit | 1 Pck. Vanillearoma | 100 g Mandelmehl | 30 g gehackte Walnüsse | 25 g Kokosraspeln | 2 TL Weinstein-Backpulver | 1 TL Zimt | 175 g Frischkäse

Zubereitung

1. Den Backofen auf 180°C Umluft vorheizen.
2. Die Möhren waschen und fein raspeln.
3. Die Eier, Butter, 1 EL Erythrit und Vanillearoma gut vermengen. Die Möhren, Walnüsse, Mandelmehl, Backpulver und Kokosraspeln dazugeben und zu einem Teig vermengen.
4. Den Teig in eine Kuchenform umfüllen und im Ofen etwa **40-45 Minuten** backen. Dann herausnehmen und in der Form auskühlen lassen.
5. In der Zwischenzeit den Frischkäse in der Mikrowelle etwa **20 Sekunden** erwärmen, mit dem übrigen Erythrit vermischen und auf den Kuchen streichen.
6. Mit Zimt verzieren und servieren.

Nährwerte für 1 Kuchen

Kcal	**KH** [g]	**E** [g]	**F** [g]
2760	35	74	386

Mandel-Kekse

Dauer	Portion(en)	Grad
80 Minuten	20	leicht

Zutaten

125 g Butter | 1 Ei | 250 g Mandelmehl | 10 g Stevia-Pulver | 25 g Erythrit Puder | 2 ml Vanillearoma | 1 Prise Meersalz

Zubereitung

1. In einer Schüssel alle Zutaten zu einem Keksteig verkneten. Den Teig für **1 Stunde** in den Kühlschrank stellen.
2. Den Backofen auf 150°C Umluft vorheizen. Zwei Backbleche mit Backpapier belegen.
3. Den Teig auf einer bemehlten Arbeitsfläche ausrollen und mit Ausstechformen Kekse ausstechen.
4. Die Kekse auf den Blechen verteilen und etwa **10-12 Minuten** backen.

Nährwerte für 1 Keks

Kcal	**KH** [g]	**E** [g]	**F** [g]
107	0	3	14

7 Tage Ernährungsplan zum Abnehmen

Tabelle: Beispiel der Makroverteilung

Kcal	**75% Fett**	**20 % Eiweiß**	**5% KH**
1600	135 g	80 g	20 g
2000	167 g	100 g	25 g
2400	200 g	120 g	30 g
2800	236 g	140 g	35 g

Hinweis: *Alle Rezepte im Ernährungsplan sind für 1 Portion berechnet. Außer wenn diese gekennzeichnet sind.*

Tag 1

Frühstück	Bulletproof-Coffee (S.84)
Mittag	Fischsuppe (S.93)
Abend	Blumenkohlauflauf (S.95)
Snack	Keto-Shake (S.87)

Kcal	**KH** [g]	**E** [g]	**F** [g]
1921	21	84	168

Hinweis: 2 Portionen Blumenkohlauflauf zubereiten.

Tag 2

Frühstück	Zucchini-Beeren-Porridge (S.85)
Mittag	Blumenkohlauflauf vom Vortag (S.95)
Abend	Pilz-Omelette (S.103)
Snack	Avocado-Ei-Bomben 3 Stück (S.108)

Kcal	**KH** [g]	**E** [g]	**F** [g]
1984	20	109	162

Hinweis: 6 Stücke Avocado-Ei-Bomben und 2 Portionen von dem Pilz-Omelette zubereiten.

Tag 3

Frühstück	Frühstücks-Pfannkuchen (S.88)
Mittag	Pilz-Omelette vom Vortag (S.103)
Abend	Hackfleisch-Blumenkohl-Auflauf (S.102)
Snack	Avocado-Ei-Bomben vom Vortag 3 Stück (S.108)

Kcal	**KH** [g]	**E** [g]	**F** [g]
1812	23	113	166

Hinweis: 2 Portionen von dem Hack-fleisch-Blumenkohl-Auflauf zubereiten.

Tag 4

Frühstück	Starter-Drink (S.89)
Mittag	Hackfleisch-Blumenkohl-Auflauf vom Vortag (S.102)
Abend	Gaucho Burger (S.97)
Snack	Mandel-Mocca-Snack 3 Stück (S.112)

Kcal	**KH** [g]	**E** [g]	**F** [g]
2119	18	92	194

Hinweis: 2 Portionen Gaucho Burger und 6 Stücke von dem Mandel-Mocca-Snack zubereiten.

Tag 5

Frühstück	Frühstück-Crepes 2 Portionen (S.87)
Mittag	Gaucho Burger vom Vortag (S.96)
Abend	Schweine-Feta-Spieße (S.100)
Snack	Mandel-Mocca-Snack 3 Stück vom Vortag (S.113)

Kcal	**KH** [g]	**E** [g]	**F** [g]
1920	20	104	168

Hinweis: 2 Portionen Schweine-Feta-Spieße zubereiten.

Tag 6

Frühstück	Käse Omelette (S.86) + Vanillemilch (S.89)
Mittag	Schweine-Feta-Spieße vom Vortag (S.100)
Abend	Käse-Lachs-Pfannkuchen (S.93)
Snack	Saftige Frikadellen 4 Stück (S.111)

Kcal	**KH** [g]	**E** [g]	**F** [g]
1861	18	100	151

Hinweis: 2 Portionen von den Käse-Lachs-Pfannkuchen und 8 Saftige Frikadellen zubereiten.

Tag 7

Frühstück	Bulletproof-Coffee (S.84)
Mittag	Käse-Lachs-Pfannkuchen vom Vortag (S.93)
Abend	Grüne Spiegelei-Pfanne (S.99)
Snack	Saftige Frikadellen vom Vortag 4 Stück (S.111)

Kcal	**KH** [g]	**E** [g]	**F** [g]
1983	22	108	161

Was ist der Stoffwechsel?

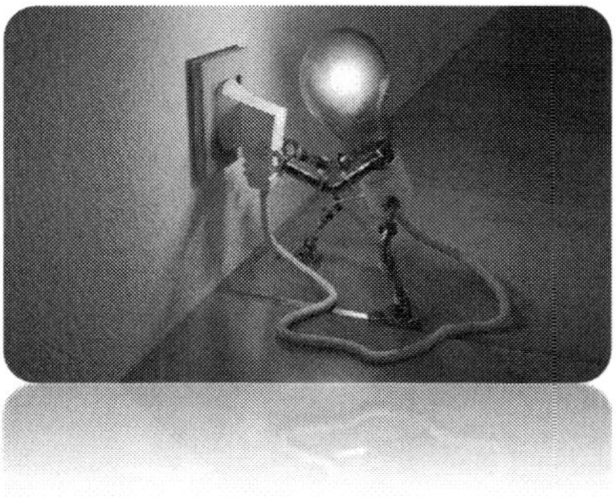

Der Stoffwechsel ist uns wohl allen ein Begriff. Dies ist kein Wunder, denn das Wort wird umgangssprachlich durchaus gebraucht. Besonders häufig sicherlich mit einem neidvollen Blick auf einen Freund oder eine Freundin, die keine Gelegenheit zum Essen auslässt und trotzdem weiterhin gertenschlank ist. Dieses Phänomen wird gerne auf den "guten Stoffwechsel" des Betroffenen oder der Betroffenen geschoben. Daraus ziehen wir, desto höher der Stoffwechsel ist, umso besser. Doch welche Stoffe sind es eigentlich, die da gewechselt werden? Um verstehen zu können, was der Stoffwechsel ist und wie er funktioniert, müssen diese beiden Grundfragen geklärt werden.

Der Stoffwechsel wird häufig auch Metabolismus genannt, hierbei wird dem aus dem altgriechisch stammenden Begriff eine lateinische Endung gegeben. Es handelt sich um einen Prozess, bei welchem unterschiedliche Stoffe, darunter Vitamine, Energieträger, Hormone und Hilfsstoffe, in die Zellen transportiert werden. Eine Vielzahl dieser Bestandteile wird durch die Nahrung aufgenommen, weshalb eine ausgewogene Ernährung im Zusammenhang mit einem funktionierenden Stoffwechsel eine wichtige Rolle spielt. Substanzen, die von außen in den Körper gelangen, werden Fremdstoffe genannt. Die **Assimilation** beschreibt den Prozess, bei welchem diese Fremdstoffe zu Stoffen umgewandelt werden, mit denen der Organismus seine Arbeit fortsetzen kann. Der andere Teil dieser Stoffe, wie zum Beispiel unterschiedliche Hormone, wird im Körper selbst hergestellt. Werden diese Stoffe im Körper abgebaut, so ist von der **Dissimilation** die Rede.
Organismeneigene Stoffe müssen von dem Ort ihrer Herstellung in die Zellen gelangen, in denen sie benötigt werden. Auch die Nährstoffe, welche durch die Nahrung in den menschlichen Organismus gelangen, müssen aus dem Darmtrakt zu ihren unterschiedlichen Bestimmungsorten gelangen. Es handelt sich um viele verschiedene Substanzen und unzählige Zellen.

Insgesamt befasst sich der Stoffwechsel mit allen Vorgängen im Körper, bei welchen Stoffe chemisch umgesetzt werden. Die Vorgänge können sowohl physikalischer als auch chemischer Natur sein und in ihrem Zuge entstehen im menschlichen Organismus Zwischenprodukte, die auch **Metaboliten** genannt werden und Endprodukte. Es handelt sich um einen biologischen Prozess, der bei allen Lebewesen vorkommt. Schadstoffe können nur abtransportiert werden, wenn sie mit Hilfe der Biotransformation zu ausscheidbaren Stoffen umgewandelt wurden. Die unterschiedlichen Stoffe werden entweder innerhalb einer Zelle transportiert oder aber von einer Zelle zu einer anderen. Dabei müssen häufig Biomembranen überbrückt werden, welche einzelne Teile des Körpers voneinander trennen. Hierbei wird unter anderem Energie in Form von **ATP** *(=Adenosintriphosphat)* verbraucht. Um einzelne Stoffe innerhalb des Körpers bewegen zu können, werden unterschiedliche Transportproteine benötigt. Je nach Art heften sich bestimmte Substanzen an diese Proteine, sodass die Stoffe an den Ort gelangen, an dem sie benötigt werden.

Funktioniert der Stoffwechsel optimal, so sind alle Zellen des Körpers zu jedem Zeitpunkt des Tages ideal versorgt und die Schad- und Abfallstoffe werden perfekt abtransportiert. Dieses Zusammenspiel ist überaus komplex, einige Menschen haben das Glück, von Natur aus einen guten Stoffwechsel zu besitzen. In ihrem Körper werden die Signale sehr gut weitergegeben und Transport, Verarbeitung sowie Abtransport der einzelnen Substanzen funktionieren ausgezeichnet. Bei anderen Menschen hingegen geschieht dies nicht ganz so reibungslos. Es kann zu Stoffwechselstörungen kommen, die durch die unterschiedlichsten Ursachen hervorgerufen werden. Der Körper zeigt Symptome wie stetige Gewichtszunahme, Hautirritationen, Unwohlsein, Energielosigkeit oder ein Ungleichgewicht des Hormonhaushalts. Die Ursachen können deshalb so vielseitig sein, weil der gesamte Stoffwechsel ein äußerst komplexes System ist. Personen, bei denen die Nachfrage nach neuen Nährstoffen zwar funktioniert, deren Zellen die verwerteten Abfallstoffe jedoch nicht optimal aus dem Körper abtransportieren können, zeigen andere Symptome als jemand, dessen Vitaminhaushalt gestört ist oder dessen Hormonhaushalt kopfsteht.

Die Funktionstüchtigkeit des Metabolismus in einem Körper kann mit der Stoffwechselrate gemessen werden. Sie gibt Aufschluss darüber, wie viel Energie der Körper in einer definierten Zeiteinheit verbraucht. Gemessen wird diese Rate normalerweise im Ruhezustand einer Person, wobei vom Grundumsatz dieses Menschen die Rede ist. Personen mit einem guten Stoffwechsel haben auch im Ruhezustand bereits einen hohen Energieverbrauch, dies bedeutet, dass die benötigten Moleküle im Körper sehr effizient zusammengesetzt werden.

Ein wichtiger Bestandteil des Stoffwechsels sind die Enzyme im Körper, denn sie lenken und verschnellern die Reaktionen im Organismus, die chemischer Natur sind. Die Aufgabe des Metabolismus kann zusammengefasst werden in den Transport, Abbau, Erhalt und Aufbau. All diese Vorgänge sind jedoch so komplex, dass sie nicht in einem allgemeingültigen Ablauf beschrieben werden können. Aus diesem Grund werden unterschiedliche Formen des Stoffwechsels benannt und einzeln erklärt. Auch wenn sich diese äußerst komplexen Vorgänge in vielen Punkten überlappen und ineinandergreifen, so können sie in Einzelteilen doch durchaus leichter benannt und verstanden werden.

Lebensmittel, die den Stoffwechsel anregen

Die Ernährung spielt eine wichtige Rolle im Zusammenhang mit dem Stoffwechsel, denn die Nährstoffe, die durch die Lebensmittel in Ihren Organismus gelangen, reagieren dort ganz unterschiedlich. Gewöhnen Sie sich gesunde Ernährungsgewohnheiten an, so führen Sie Ihrem Körper nicht nur alle notwendigen Nährstoffe zu, damit dieser optimal funktionieren kann. Sie sorgen auch dafür, dass der Stoffwechsel einwandfrei funktionieren kann und die Nährstoffe aus den Nahrungsmitteln in die Zellen gelangen, in denen sie benötigt werden. Der Körper ist ein äußerst komplexes System und es gibt Lebensmittel, die den Stoffwechsel aktiv ankurbeln und solche, die ihn hemmen.

Nicht nur die Art der Lebensmittel spielt eine Rolle, sondern auch die Größen der Mahlzeiten, die Uhrzeiten der Einnahme und die Zubereitung der einzelnen Zutaten. Wenn sie sich ausgewogen ernähren und sich gegen Cheatmeals durchsetzen können und den Verlockungen widerstehen, die sich Ihnen in den Supermärkten geradezu in den Weg schmeißen, dann können Sie Ihre eigene Gesundheit maßgeblich zum Positiven wenden. Wichtig ist hierbei, dass Sie Ihre Ernährung und eine mögliche Ernährungsumstellung als langfristiges Projekt sehen, denn kurzzeitige Diät bringt meist ebenso kurzzeitige Ergebnisse mit sich.

Wenn Sie als positives Beispiel vorangehen, dann können Sie damit Ihre gesamte Familie und Ihre Freunde beeinflussen. Nicht nur Sie selbst werden von der Ernährungsumstellung profitieren, sondern auch die Menschen, die Ihnen am Herzen liegen.

In diesem Kapitel werden die Nahrungsmittel unter die Lupe genommen, die eine positive Wirkung auf Ihren Stoffwechsel und somit Ihre gesamte Gesundheit haben, damit Sie in der Zukunft die Möglichkeit haben, Ihre Gerichte noch besser zu planen und schlechte Inhaltsstoffe von Nahrungsmitteln frühzeitig zu erkennen.

Dies ist eine Liste der Lebensmittel, die sich sehr gut dazu eignen, den Stoffwechsel anzukurbeln:

Äpfel: Der Apfel ist reich an Vitaminen, die sich besonders dicht unter seiner Schale befinden. Auch in getrocknetem Zustand kann er dem Körper nutzen, denn er neutralisiert Säuren, die im Organismus gebildet werden. Es sollte jedoch darauf geachtet werden, dass die Frucht ohne Schwefel getrocknet wurde.

Avocado: Diese Frucht senkt nicht nur den Cholesterinspiegel, sie ist auch reich an gesunden Mineralstoffen, Eiweißen und Fetten. Sie sollten auf Grund des hohen Fettgehalts nicht in allzu großen Mengen verzehrt werden, können jedoch gerne regelmäßig in die Ernährung aufgenommen werden.

Blaubeeren: Diese Beeren sind sehr reich an Antioxidantien. Diese Stoffe unterstützen den Körper, indem sie freie Radikale aus der Bahn schaffen. In dieser Hinsicht kurbeln sie den Stoffwechsel aktiv an. Darüber hinaus sind sie überaus lecker und lassen sich sehr schön in verschiedene Frühstücksgerichte und Süßspeisen integrieren.

Blumenkohl: Dieses Gemüse sollte in keiner Küche fehlen. Blumenkohl lässt sich wunderbar in Suppen und Aufläufe integrieren und ist reich an Vitaminen und Mineralstoffen. Immer öfter wird er in Rezepten als Ersatz für Reis oder Couscous verwendet. Das müssen Sie unbedingt auch einmal probieren.

Chili: Einige Menschen mögen den scharfen Geschmack gerne und versehen deshalb grundsätzlich alle ihrer Speisen mit Chiliflocken oder frischem, gehacktem Chili. Neben dem Geschmack ist Chili jedoch auch ein wahrer Booster für den Metabolismus. Es erhitzt den Körper und sorgt somit dafür, dass die verzehrten Nahrungsmittel besser verdaut werden können. Für Menschen mit einem empfindlichen Magen, die oft an Sodbrennen leiden, eignet sich Chili hingegen weniger.

Eier: In zu großen Mengen können sie den Cholesterinspiegel im Blut erhöhen, doch ein Frühstücksei ab und zu hat noch keinem geschadet und Eier kurbeln sogar den Stoffwechsel an. Sie enthalten viel Eiweiß, welches die Verdauung fördert. Hierfür wird Energie benötigt, was den Prozess des Abnehmens unterstützt. Darüber hinaus weisen Eier Biotin auf, welches ebenfalls den Metabolismus fördert.

Erdbeeren: Diese Beeren sind reich an Vitamin C und enthalten nur wenige Kalorien, sie eignen sich deshalb ausgezeichnet als Snack für einen warmen Sommertag.

Grüner Tee: Dieser Tee versorgt Sie nicht nur deutlich sanfter mit Energie, als es ein schwarzer Tee oder ein Kaffee tut, er besitzt auch zahlreiche Antioxidantien, die Ihren Körper stärken und Ihren Stoffwechsel ankurbeln.

Gurke: Dieses Gemüse regt mit seinem hohen Ballaststoffgehalt die Verdauung an und kann darüber hinaus viel Vitamin C und Vitamin A vorweisen. Außerdem bestehen Gurken beinahe ausschließlich aus Wasser, was sie zu einem sehr kalorienarmen Lebensmittel macht. Sie lassen sich wunderbar in Salate oder Smoothies integrieren.

Gute Fettsäuren: Es handelt sich hierbei nicht um ein bestimmtes Lebensmittel, sondern um einen Inhaltsstoff. Gute Fettsäuren, wie sie unter anderem in Avocados, Fisch, Nüssen und Olivenöl vorkommen, unterstützen die einzelnen Vorgänge im menschlichen Körper und wirken sich überaus positiv auf den Stoffwechsel aus. Kokosöl gehört ebenfalls zu den Fetten, die Sie sehr wohl in Ihre Küche aufnehmen sollten. Die besondere Form von Triglyceriden, die sich in diesem Öl befinden, können im Körper zu Energie umgewandelt werden, ohne als Fettreserve im Fettgewebe zu landen.

Haferflocken: Besonders gut sind kernige Haferflocken, denn die Ballaststoffe halten sehr lange satt und kurbeln die Verdauung an. Darüber hinaus helfen Haferflocken dabei, den Blutzuckerspiegel zu regulieren, was für das einwandfreie Funktionieren des menschlichen Körpers ungemein wichtig ist.

Ingwer: Diese Wurzel stärkt dein Immunsystem vor allem in den kalten Wintermonaten. Darüber hinaus gilt Ingwer als Heilmittel und lässt sich wunderbar einsetzen, um unterschiedliche Gerichte zu würzen. Die Wurzel lässt sich frisch oder getrocknet einsetzen, besonders gut eignet sich ein Ingwertee am Morgen, um Ihren Stoffwechsel in Schwung zu bringen. Versuchen Sie, die Wurzelstückchen nicht zu kochen, damit möglichst wenig Vitamine verloren gehen. Auch herzhafte Speisen wie Aufläufe und Eintöpfe lassen sich wunderbar mit etwas Ingwer verfeinern.

Kaffee: Ein Kaffee am Morgen bringt deinen Stoffwechsel auf Trab, spendet dir Energie und wirkt sättigend. Selbstverständlich sollte das koffeinhaltige Getränk nicht in zu großen Mengen getrunken werden. Wenn Sie auf

Zucker und Milch verzichten, so hat Kaffee wenig Kalorien, durch Zucker wird er jedoch schädlich für die Gesundheit.

Kartoffeln: Sie sind im Gegensatz zu Reis und Nudeln reich an Nährstoffen und eignen sich deshalb sehr gut als Beilage zu den verschiedensten Gerichten. Die Knolle hat die Eigenschaft, den Organismus zu entsäuern und wirkt sich deshalb positiv auf den Metabolismus aus. Da Kartoffeln jedoch reich an Kohlenhydraten sind, sollten sie nur in kleineren Mengen gegessen werden.

Knoblauch: Knoblauch kommt in den meisten Rezepten vor, dient dabei jedoch meist nur zum Würzen der Gerichte. Kaum einer weiß, was die Superknolle kann (abgesehen davon, dass sie Vampire fernhält). Sie hat eine besondere Wirkung auf die Darmflora, denn sie wirkt antibiotisch und kann somit gegen Pilzinfektionen im Verdauungstrakt helfen. Darüber hinaus hilft sie bei Hautunreinheiten und kurbelt den Fettabbau an.

Linsen: Diese Hülsenfrüchte sind reich an Ballaststoffen und Eiweißen, sie halten lange Zeit satt und regen die Verdauung an. Außerdem sind Linsen sehr schmackhaft und lassen sich wunderbar in Salate und Eintöpfe integrieren.

Löwenzahn: Dieses Kraut, welches oft wild im Garten wächst, eignet sich sehr gut als Ergänzung für einen herben Salat. Die Bitterstoffe in den Blättern regen den Metabolismus an und entgiften den Körper.

Mandeln: Sie sollten diese Nüsse nicht in zu großer Menge verzehren, denn sie sind reich an Fetten, auch wenn es sich hierbei um gesunde Fettsäuren handelt. Die Ballaststoffe halten lange satt und regen Ihre Verdauung an, darüber hinaus sind Mandeln reich an Vitamin-E. Sie enthalten viele Mineralstoffe und unterstützen Ihren Stoffwechsel aktiv.

Möhren: Sie sind nicht nur gut für die Augen, sie sind außerdem reich an Vitaminen und Mineralien. Sie wirken im Körper entgiftend, was sie ebenfalls zu einem Gemüse macht, welches den Stoffwechsel aktiv unterstützt.

Salat: Salatblätter, egal welche Sorte, haben nur wenig Kalorien und füllen trotzdem den Magen. Darüber hinaus enthalten die Salatblätter verschiedene Vitamine, darunter Vitamin C und B.

Schokolade: Dunkle Schokolade, welche mindestens 70 Prozent Kakao-Anteil besitzt, ist reich an Koffein und Flavonoiden. Sie schüttet im Körper Dopamin aus und regt den Stoffwechsel an. Selbstverständlich handelt es sich hierbei um Schokolade, die nur wenig oder sogar gar keinen Zucker enthält. Achten Sie genauestens auf die Angaben der Inhaltsstoffe auf der Schokoladenpackung.

Spargel: Das Gemüse ist nur im Frühsommer aus deutschem Anbau erhältlich, sollte dann jedoch möglichst oft gegessen werden. Egal ob grüner oder weißer Spargel, es handelt sich um ein Gemüse mit hohem Vitamingehalt und geringer Kalorienanzahl. Spargel hilft dabei, den Körper zu entgiften, indem er harntreibend wirkt. Es handelt sich somit um eine Gemüsesorte, die dabei hilft, den Körper von Giftstoffen zu entschlacken.

Spinat: Dieses Gemüse ist sehr beliebt, wenn es darum geht, den Metabolismus anzuregen. Es ist reich an Vitaminen und Ballaststoffen, die über einen langen Zeitraum hinweg sättigend wirken und die Verdauung anregen. Das beschleunigt den Metabolismus. Spinat lässt sich zum Beispiel wunderbar in ein Omelett oder einen Smoothie mischen.

Süßkartoffeln: Diese Knollen spenden viele Basen, sie sind deshalb sehr gut für den Körper und lassen sich ideal als Ersatz für Kartoffeln gemeinsam mit frischem Gemüse servieren.

Tigernuss: Auch unter dem Namen "Erdmandel" bekannt, ist diese Wurzel in der europäischen Küche momentan noch nicht so weit verbreitet. Sie können sie als Flocken oder in ganzen Stücken kaufen und sie eignen sich wunderbar, um ein Müsli zu ergänzen oder auch als Snack für den Vormittag. Diese Wurzeln regen den Stoffwechsel durch ihren hohen Gehalt an Ballaststoffen an, darüber hinaus wirken sie lange sättigend.

Tomaten: Dieses Gemüse ist sehr reich an Vitaminen und anderen Nährstoffen, die dem Organismus guttun. Besonders Tomaten, die nicht in einem Gewächshaus, sondern an einem sonnigen Platz eines Bauerngartens heranreifen konnten, eignen sich sehr gut für sommerliche Salate und Suppen.

Wasser: Es ist kein Geheimnis, dass Sie am Tag mindestens zwei Liter Wasser trinken sollten. Der menschliche Körper besteht zu einem Großteil aus dieser Flüssigkeit, weshalb sie für einen reibungslosen Ablauf der einzelnen Vorgänge im Körper unabdingbar ist. Wenn Sie ausreichend Wasser trinken, dann wird ihr Blut dünnflüssiger, Gefäßkrankheiten können hierdurch vorgebeugt werden. Darüber hinaus hilft die Flüssigkeit dabei, Schadstoffe und Abfallstoffe aus den Zellen zu befördern und sie auszuscheiden. Sie konnten sicherlich selbst schon einmal beobachten, dass Ihr Urin stark gelb gefärbt ist, wenn Sie an einem Tag nicht ausreichend getrunken haben. Haben Sie jedoch ausreichend Flüssigkeit zu sich genommen, so ist der Urin hellgelb, die Schadstoffe sind dann nicht so konzentriert und können deutlich einfacher aus dem Körper gespült werden.

Wassermelone: Diese Melone hat nur sehr wenig Kalorien, denn sie besteht zu einem großen Teil aus Wasser. Darüber hinaus ist die Wassermelone reich an Mangan, Vitamin C, Vitamin A und Kalium. Sie verhindert, dass die Fettzellen zu viel Fett speichern. Wassermelone eignet sich deshalb ausgezeichnet als Snack in der heißen Sommerzeit.

Wildlachs: Dieser Fisch hat einen besonders hohen Gehalt an Omega-3-Fettsäuren. Diese wirken nicht nur entzündungshemmend, sondern stärken den Kreislauf und das Herz. Fisch aus Massenhaltung ist hingegen weniger gesund, da er mit Futtermitteln und Medikamenten aufgezogen wird.

Zimt: Dieses Gewürz lässt sich wunderbar in Süßspeisen integrieren und kommt auch in vielen orientalischen Rezepten vor. Es beschleunigt den Stoffwechsel und regt die Fettverbrennung an. Darüber hinaus ist Zimt reich an Antioxidantien.

Zitronen: Diese Zitrusfrüchte überzeugen nicht nur durch ihren frischen Geschmack, sie enthalten große Mengen an Vitamin-C, welches für den Metabolismus benötigt wird. Darüber hinaus unterstützt frischer Zitronensaft bei der Entgiftung des Körpers, welche durch die Leber durchgeführt wird. Nicht zuletzt hilft die Frucht bei der Fettverbrennung und stärkt darüber hinaus das Immunsystem des Körpers.

7 natürliche Fatburner

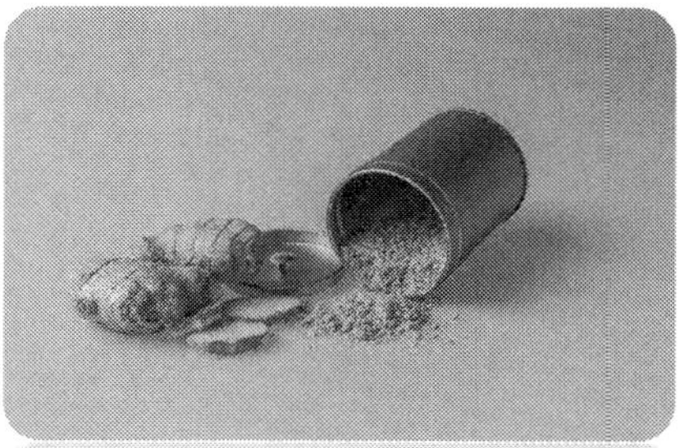

1) Chili

Das in Chili erhaltene Capsaicin ist der eigentliche Fatburner. Dieser Stoff regt in unseren Organismus den Stoffwechsel an und somit sorgt es dafür, dass unsere Körperfett schneller schmilzt. Aber vorsichtig: Es könnte brennen.

2) Grapefruit

Der Fatburner unter den natürlichen Fatburnern. Grapefruit enthält viel Vitamine C, welches unsere Immunsystem unterstützt. Untersuchungen ergaben zusätzlich das Grapefruit ein aktiver Fatburner ist. Aufgrund des in Grapefruit erhalten Amine regt es den Stoffwechsel und Fettverbrennung an. Nach dem Essen soll der der optimalste Effekt erzielt wird. So kann man sich nach der Mahlzeit ein frisch gepresster Glas Grapefruitsaft gönnen und die Fettverbrennung kommt so richtig in Schwung.

3) Ananas

Das in Ananas enthaltene Enzym gilt als wahrer Fatburner. Dies regt die Fettverbrennung an und beeinflusst positiv die Verdauung. Es gibt auch hier die Ananas-Diät und viele schwören auf Sie. Bei der Ananas-Diät soll man einzig allein nur frische Ananas und deren Saft, als auch Wasser und Tee als Nahrungsmittel zu sich nehmen.

4) Bitterstoffe

Die Bitterstoffe in Gemüse und Kräutern (Scharfgarbe, Löwenzahn, Baldrian, Pfefferminze) helfen beim Gewichtsverlust. Zusätzlich hat es noch positive Auswirkungen auf unser Herzkreislaufsystem und Hautproblemen, bei Magen-, Darmstörungen und geschwächter Immunabwehr, sowie bei Schmerzen und psychischen Leiden.

5) Ingwer

Ingwer führt zu einem starken thermischen Effekt auf unseren Körper und treibt so den Stoffwechsel an. Des Weiteren hat Ingwer auch sehr positive Eigenschaften auf unsere Gesundheit.

6) **Grüner Tee**

Der natürlicher Fatburner schlechthin. Es fördert die Thermogenese (thermischen Effekt) und daraus wird der Stoffwechsel enorm angekurbelt. Dies fördert natürlich die Fettverbrennung.

7) Zimt

Zimt hemmt auf natürliche Weise die Ausschüttung des Hormons Insulin. Dies wirkt eine Blutzuckersenkung und beeinflusst somit eine vermehrte Fettverbrennung.

Die Stoffwechselkur

Wer sich mit dem Stoffwechsel auseinandersetzt, der kommt an dieser Kur nicht vorbei. In diesem Kapitel erfahren Sie, was wirklich hinter der Diät steckt, welche Versprechen Sie macht und welche Risiken während der Kur auftreten können.

Die Diät existiert bereits seit über 50 Jahren, hat jedoch in den letzten Jahrzehnten einen großen Hype erfahren, nachdem verschiedene Stars aus Hollywood auf diese Methode zurückgriffen, um innerhalb kurzer Zeit einen großen Abnehmerfolg zu haben. Die Diät erscheint deshalb auf den ersten Blick erfolgsversprechend, Sie müssen sich jedoch mit den Konsequenzen und Gefahren einer solchen Kur auseinandersetzen, ehe Sie sich dazu entscheiden, Sie zu beginnen.

Die Diät sieht eine Einnahme von sehr wenigen Kalorien vor. Die Rede ist von **500** bis **700 kcal** täglich, es handelt sich somit um eine **Extremdiät**. Die Nahrungsmittel sollen zum Großteil aus Eiweiß bestehen. Fett und Kohlenhydrate sind nur in einer sehr kleinen Menge vorgesehen. Die Diät stellt den Körper auf eine harte Probe und sollte deshalb auch nicht länger als **21 Tage** durchgeführt werden. Versprochen wird eine Gewichtsabnahme von bis zu 12 Kilogramm.

Während dieser Zeit müssen Sie sich streng an die Diätvorgaben halten, außerdem ist die Einnahme von **hCG-Globuli** notwendig, welche die Fettverbrennung zusätzlich ankurbeln sollen. Die Globuli enthalten humanes Choriongonadotropin, ein Hormon, welches normalerweise während der Schwangerschaft im Körper produziert wird. Dieses Hormon ist unter anderem dafür zuständig, dass während der Gewichtsabnahme mit der Stoffwechselkur weniger Muskelgewebe als Fettgewebe abgebaut wird. Gerät der Körper in ein Kaloriendefizit, so werden unter normalen Umständen beide Gewebearten in gleichem Maße abgebaut. Das ist hinderlich für den Erfolg, denn Sie möchten schließlich nur Ihr Fettgewebe abbauen, dabei jedoch die Muskeln behalten, denn diese verbrennen Energie in Ihrem Körper und treiben den Abnehmerfolg weiter voran. Mit den Globuli soll dies möglich sein.

Außerdem ist während dieser Diät die Einnahme weiterer Mittel notwendig. Hierzu gehören zum Beispiel **Omega-3-Fettsäuren, organischer Schwefel, Proteinpulver und Multivitaminpräparate**. Sie sollen verhindern, dass Ihr Körper in einen Zustand von Mangelerscheinungen tritt und Sie während der Kur mit allen notwendigen Nährstoffen versorgen.

Die Stoffwechselkur besteht aus unterschiedlichen Phasen:

Die erste Phase wird **"Ladephase"** genannt. Es handelt sich um eine Phase von zwei Tagen, in denen Sie den Stoffwechsel noch einmal so richtig einheizen sollen, ehe Sie in die Diät starten. In diesen Tagen müssen bis zu 4000 kcal verzehrt werden, Sie können sich also ein richtiges Festmahl gönnen. Sie können nach Herzenslust sündigen und all das essen, auf das Sie in den kommenden Wochen verzichten müssen. Hierzu gehören beispielsweise Pizza, Kuchen, Lasagne, Schokolade und andere Leckereien. Sie müssen lediglich zwei Regeln einhalten. Erstens müssen Sie an diesen beiden Tagen täglich etwa drei bis vier Liter Wasser trinken. Das kurbelt Ihren Stoffwechsel zusätzlich an, auch wenn diese Mengen unter normalen Umständen nicht notwendig sind. Außerdem dürfen Sie keinen Alkohol zu sich nehmen, weder pur noch in Cocktails oder Desserts. Alkohol hemmt den Stoffwechsel, was in dieser Ladephase besonders schädigend für den Erfolg der Diät ist.

Im Anschluss an die zweitägige Ladephase beginnt die **21-tägige Phase** der Diät. In dieser Zeit sind nur noch Gemüse, kalorienarmes Obst und unterschiedliche Eiweißquellen erlaubt. Am Morgen gibt es beispielsweise ein Omelett mit Salat oder Spargel. Es kann jedoch sein, dass Sie lediglich einen Eiweiß-Shake zu sich nehmen können. Zum Mittagessen gibt es mageres Fleisch, Fisch oder Tofu, dazu wieder gegartes oder rohes Gemüse. Am Abend ist es ganz ähnlich. Die Vielfalt der Lebensmittel ist eingeschränkt, die Vitamine und Nährstoffe, die in den Nahrungsmitteln nicht zu finden sind, sollen durch die Nahrungsergänzungsmittel in ausreichender Menge in den Körper gelangen. Lebensmittel mit vielen Kohlenhydraten und Fetten sind absolut tabu. Hierzu gehören Reis, Nudeln, Kartoffeln, Zucker, Alkohol und Milchprodukte. Wenn Sie sich an die Spielregeln halten und es schaffen, täglich unter 700 kcal zu sich zu nehmen, dann können Sie bereits innerhalb weniger Tage einen deutlichen Abnehmerfolg verzeichnen. Wichtig ist, dass Sie sich keine Ausnahmen oder Cheatmeals gönnen, die Ihr Ergebnis gefährden könnten, denn bereits ein einziger Ausrutscher zeigt sich deutlich. Disziplin zahlt sich aus und auf diese kommt es in den 21 Tagen an. Mit ausgewogener Ernährung oder Vergnügen am Essen hat diese Diätphase nichts zu tun, doch es handelt sich um eine Extremdiät.

In der dritten Phase, der **Stabilisierungsphase**, geht es darum, den Yo-Yo-Effekt erfolgreich zu umgehen. Sie haben 21 Tage der extremen Kur durchgehalten und in dieser Zeit zahlreiche Kilos verloren. Nun müssen Sie versuchen, Ihr neues Gewicht zu stabilisieren, damit Sie nicht innerhalb kurzer Zeit wieder zunehmen. Auch diese Phase dauert 21 Tage an, in denen Sie die Menge der Kalorien schrittweise wieder erhöhen. An diesem Punkt ist wieder höchste Disziplin gefragt, denn wenn Sie sich nach den drei Wochen der Extremdiät plötzlich auf ein riesiges Festessen stürzen, so können Sie sich schnell von Ihrem Abnehmerfolg verabschieden. Sie müssen berechnen, wie viele Kalorien in den Lebensmitteln stecken, die Sie zu sich nehmen möchten und anschließend bestimmen, welche dieser Nahrungsmittel positive Folgen auf Ihren Stoffwechsel haben werden. Versuchen Sie, möglichst viel Obst und Gemüse einzubauen und die Zufuhr der Kohlenhydrate möglichst gering zu halten. Täglich können Sie die Menge an Kalorien um ca. 50 kcal erhöhen. Wenn Sie in Ihrer Diätphase 600 kcal täglich zu sich genommen haben, so sollten Sie nach 21 Tagen der Stabilisierungsphase bei etwa 1800 kcal angekommen sein. Selbstverständlich müssen Sie berechnen, wie viele Kalorien Sie im Normalzustand zu sich nehmen sollten. Dies richtet sich nach Ihrem Körperbau, Ihrem Alter, Geschlecht und Alltag, ein Sportler benötigt mehr Kalorien als jemand mit demselben Körperbau und Alter, der den Großteil des Tages am Schreibtisch verbringt.

Die letzte Phase ist die **"Erhaltungsphase"**. Sie nehmen eine dauerhafte Ernährungsumstellung vor, mit welcher Sie Ihr Gewicht halten sollten. Berechnen Sie Ihren Kalorienbedarf, damit Sie stets wissen, ob Sie sich noch auf dem richtigen Weg befinden. Ihre Ernährung sollte vor allem aus Gemüse und fettarmem Fleisch bestehen, achten Sie außerdem darauf, komplexe Kohlenhydrate zu verzehren, die für den Körper wertvoll sind. Lassen Sie die Süßigkeiten und Fertigprodukte weg und

ernähren Sie Ihren Körper von frischen, gesunden Zutaten.
Nahrungsergänzungsmittel sind in dieser Phase nicht mehr notwendig, denn Sie versorgen Ihren Körper wieder mit den notwendigen Vitaminen, Mineralen und anderen Nährstoffen.

Die größte Gefahr der Stoffwechselkur stellt die Mangelernährung dar. Während der 21-tägigen Diätphase versorgen Sie Ihren Körper nicht mit ausreichend Nährstoffen. Dies soll zwar durch die Einnahme von Nahrungsergänzungsmitteln geschehen, kann jedoch nicht garantiert werden. Die Kosten der Ergänzungsmittel sind nicht gering, viele Firmen locken mit Paketen, in denen alle notwendigen Nährstoffe enthalten sind. Es ist jedoch um einiges kostengünstiger, die einzelnen Ergänzungsmittel selber zu kaufen.

Trotzdem besteht die Gefahr der Mangelernährung. Es kann deshalb sein, dass Sie sich schlapp und energielos fühlen, denn Ihr Körper fährt alle Funktionen zurück, die nicht absolut notwendig sind. Da die Diätphase jedoch nur 21 Tage anhält, sind bleibende Schäden sehr unwahrscheinlich.

Anders verläuft es, wenn Sie zu den Personen gehören, die diese Diät nicht durchführen sollten. Es handelt sich um eine Gruppe von Menschen, die aus gesundheitlichen Gründen nicht dazu geeignet sind, eine solche Extremdiät vorzunehmen. Hierzu gehören Personen mit Herz-Kreislauferkrankungen, Diabetiker, Menschen, die sich noch im Wachstum befinden, schwangere Frauen, Personen mit niedrigem Blutdruck und Menschen, die eine starke körperliche Arbeit ausüben.

Fehler, die sich häufig einschleichen

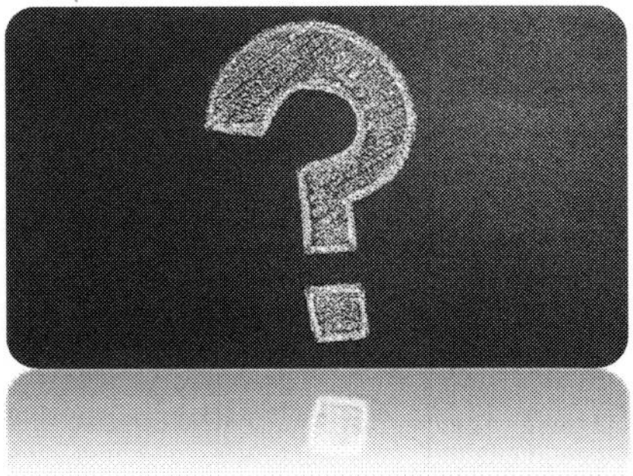

Sie haben bereits sehr viel über den Stoffwechsel lernen können. Wenn Sie vorhaben, Ihren Metabolismus in Schwung zu bringen, um beispielsweise Gewicht zu verlieren und Ihnen dies trotz mehrmaliger Versuche nicht gelingen mag, dann kann es an den Fehlern liegen, die Ihnen in diesem Kapitel aufgelistet werden. Gehen Sie nicht zu hart mit sich ins Gericht, wenn Sie sich bei einem dieser Fehler ertappen. Das Wichtigste ist, dass Sie das Problem erkennen, denn nur dann können Sie eine Lösung finden. Beobachten Sie sich und Ihr Verhalten aufmerksam, um mögliche Schwachstellen Ihrer Gewohnheiten aufdecken zu können. Wenn Sie dies gewissenhaft und ehrlich tun, dann können Sie Ihr Verhalten ändern und mit Sicherheit schon bald die lang erhofften Fortschritte erkennen, für die Sie so hart arbeiten.

Sie essen zu wenig Eiweiß: Wenn Sie auf Ihre Gesundheit achten, so ist es ganz normal, dass Sie mit der Zeit immer mehr frisches Gemüse und Obst in Ihre Ernährung integrieren. Fleisch, besonders fettes Fleisch, tritt in den Hintergrund. Doch passen Sie auf, denn das Eiweiß ist wichtig für Ihren Körper und Ihren Stoffwechsel. Aus diesem Grund sollten Sie stets darauf achten, dass Sie trotz einer gesunden Ernährung ausreichend Proteine zu sich nehmen. Dies muss nicht immer in Form von Fleisch geschehen, auch pflanzliche Eiweiße oder Eier eignen sich hervorragend, um Abwechslung in den Alltag zu bringen und dabei stets ausreichend Eiweiß zu verzehren.

Sie essen zu wenig Ballaststoffe: Sie kommen in Hülsenfrüchten, in verschiedenen Obstsorten und in Vollkornprodukten vor, Ballaststoffe sind wichtig für Ihren Körper, denn sie regen die Verdauung an. Der Verdauungstrakt ist ein äußerst wichtiger Teil Ihres Körpers, denn nur wenn die Verdauung einwandfrei funktioniert, dann können Sie alle wichtigen Nährstoffe aus der Nahrung richtig verarbeiten und aufnehmen. Diese Stoffe unterschiedlichster Art entscheiden über Ihr Wohlergehen. Gerät Ihre Verdauung ins Stocken, so können auch andere Vorgänge in Ihrem Organismus nicht mehr so ausgeführt werden, wie sie es eigentlich sollten. Achten Sie deshalb darauf, stets ausreichend ballaststoffreiche Nahrungsmittel zu sich zu nehmen.

Sie trinken zu viel Alkohol: Alkohol ist nicht nur schädlich für Ihren Körper, weil Sie das Gefühl für die Realität verlieren und in einen Unfall verwickelt werden können, das Unwohlsein und die Kopfschmerzen des folgenden Tages machen Ihnen deutlich, wie sehr Sie Ihren eigenen Körper mit dem Alkohol vergiftet haben. Die Leber arbeitet daran, den Alkohol aus Ihrem Blut zu transportieren und kann sich deshalb nicht mehr auf andere wichtige Vorgänge konzentrieren. Die Schäden halten zunächst einmal mehrere Tage an, ist der Alkoholkonsum jedoch regelmäßig und erfolgt in kurzen Abständen, so kann sich der Körper nicht mehr erholen und es kann zu bleibenden Leberschäden kommen, die sogar tödlich enden können. Darüber hinaus wird Alkohol häufig in Form von Cocktails getrunken, in denen sich viel Zucker und somit auch viele Kalorien verstecken. Versuchen Sie deshalb, die Finger von alkoholischen Getränken und anderen Lebensmitteln zu lassen. Selbstverständlich können Sie sich bei einem speziellen Anlass ein Gläschen Sekt gönnen, doch dies sollte keineswegs zur Gewohnheit werden.

Sie integrieren Fertigprodukte in Ihren Alltag: Sicher, eine Tiefkühlpizza nach einem besonders stressigen Arbeitstag oder ein Hamburger im Lieblingsrestaurant sind sehr verlockend, doch achten Sie auch hier darauf, dass es sich um Ausnahmen handelt. Versuchen Sie, in Ihrem Alltag möglichst frisch zu kochen und hierfür frische, unverarbeitete Zutaten zu verwenden. Lassen Sie die Finger von Dosengerichten und tiefgefrorenen Fertigprodukten. Gegen eingefrorenes Gemüse ist hingegen nichts einzuwenden.

Sie essen zu viel Zucker: Zucker wirkt in unserem Körper wie eine Droge. Er verleiht uns für kurze Zeit Energie, die wir gar nicht mehr in uns vermuteten und kann deshalb verlockend sein, wenn man über das Nachmittagstief am Schreibtisch hinwegkommen möchte. Doch anschließend fällt Ihr Körper in ein Loch, wenn nämlich der Blutzuckerspiegel innerhalb kurzer Zeit sehr stark fällt. Darüber hinaus wird Ihr Organismus abhängig, er verlangt nun täglich nach neuen Nahrungsmitteln, die viel Zucker enthalten. So wird der gelegentliche Snack am Nachmittag schnell zu einem Muss, von dem Sie sich nicht mehr wegbewegen können.

Sie trinken zu wenig: Gemeint sind hiermit die gesunden Getränke, die, die in Ihrem Alltag keinesfalls fehlen sollten. Am besten ist Wasser, denn es hat keine Kalorien und spendet Ihrem Körper die Flüssigkeit, die er für die Ausführung der unterschiedlichen Vorgänge benötigt. Viele Menschen versuchen während einer

Diät, Ihre Nahrungsaufnahme einzuschränken und schrauben dabei gleichzeitig auch die Flüssigkeitsaufnahme herunter. Das ist verheerend, denn wenn der Körper nicht mehr ausreichend Wasser zur Verfügung gestellt bekommt, dann werden wichtige Funktionen eingestellt. Sie fühlen sich energielos und schwach. Frustrierend ist darüber hinaus der Blick auf die Waage, denn Ihr Körper lagert Wasser ein, wenn er nicht mehr täglich genug davon bekommt und das kann sich schnell auf der Waage zeigen.

Sie essen zu wenig: Der Sinn einer Ernährungsumstellung ist, dass Sie genau so viel Nahrungsmittel zu sich nehmen, wie Ihr Körper benötigt. Sind es mehr, so nehmen Sie zu und dann können Sie sich von Ihrem Wunsch vom Gewichtsverlust verabschieden. Essen Sie jedoch über einen längeren Zeitraum hinweg deutlich weniger als Sie eigentlich sollten, so stellt sich Ihr Körper um. Er verfällt in den Hungerstoffwechsel, wichtige Funktionen im Organismus werden abgestellt und Sie werden auch in diesem Fall kein Gewicht verlieren. Schlimmer noch, sobald Sie wieder etwas mehr essen, setzen sich die Nahrungsmittel sofort in Form von Reserven für die nächste Hungerperiode an Ihren Hüften, Ihren Beinen und Ihrem Bauch an. Die Folge ist der sogenannte Yo-Yo-Effekt.

Sie nehmen Ihre Mahlzeiten unregelmäßig ein: Es kann durchaus vorkommen, dass Sie Ihr Frühstück auf Grund eines wichtigen Termins einmal nur notdürftig auf dem Weg zur Arbeit einnehmen können und es kommt ebenfalls vor, dass Sie länger auf der Arbeit aufgehalten wurden und deshalb erst spät am Abend dazu kommen, Ihr Abendbrot zu essen. Doch es sollte sich dabei stets nur um Ausnahmen handeln. Sie können nur sicherstellen, dass Ihr Körper rund um die Uhr mit den notwendigen Nährstoffen beliefert wird, wenn Sie Ihre Mahlzeiten regelmäßig einnehmen.

Sie gestalten Ihre Ernährung zu einseitig: Auch eine Ernährung mit scheinbar gesunden Zutaten kann ungesund sein, wenn Sie nicht auf die nötige Abwechslung achten. Versuchen Sie, immer wieder neue Rezepte auszuprobieren, damit Sie sicherstellen, dass Sie die unterschiedlichsten Zutaten in Ihren Alltag integrieren. Teilen Sie Ihren Teller in Kohlenhydrate, Gemüse und Eiweiße, auf diese Weise verlieren Sie den Überblick nicht und können die Gerichte einfacher zusammenstellen. Versuchen Sie, möglichst viele verschiedene Obst- und Gemüsesorten auszuprobieren, damit Sie alle Nährstoffe und Mineralstoffe abdecken, die Ihr Körper benötigt.

Sie sitzen zu viel: Wenn Sie einen Bürojob ausüben, dann lässt es sich wahrscheinlich nicht umgehen, dass Sie täglich viele Stunden an Ihrem Schreibtisch verbringen müssen. Versuchen Sie, regelmäßig Pausen einzulegen, in denen Sie aufstehen, etwas trinken, sich dehnen und anschließend wieder hinsetzen. Wenn sich Ihr Körper zu lange in ein und derselben Position befindet, dann wird der Stoffwechsel heruntergefahren.

Sie treiben nur Ausdauersport: Es ist zwar selbstverständlich gut, dass Sie überhaupt Sport treiben, doch wenn Sie nur Ausdauersport machen, dann können Sie Ihren Stoffwechsel nicht beschleunigen. Es werden immer die gleichen Muskeln beansprucht, auf diese Weise entsteht nicht nur ein Ungleichgewicht im Körper, denn andere Muskeln bleiben untrainiert. Darüber hinaus gewöhnen sich die beanspruchten Muskeln an die Abläufe, sodass es sie immer weniger Mühe kostet.

Ausdauersport ist zwar gut, um Kalorien zu verbrennen, auf Dauer jedoch nicht abwechslungsreich genug. Sie müssen es schaffen, neue Bereiche des Körpers zu trainieren und neue Muskeln zu formen. Auf diese Weise kurbeln Sie Ihren Stoffwechsel an und verbrennen in Zukunft deutlich mehr Kalorien, wenn Sie Sport treiben.

Sie schlafen schlecht und/oder zu wenig: Der Schlaf hat große Auswirkungen auf die Performance Ihres Körpers. Wenn Sie nicht genug schlafen, dann sind Sie am nächsten Morgen nicht nur müde, sondern auch Ihr Stoffwechsel wird immer langsamer. Nur wenn Sie Ihrem Körper ausreichend Zeit geben, um sich von den Aufgaben und Strapazen des Tages zu erholen, dann kann er am nächsten Tag erneut zur Hochform auflaufen. Sie werden erkennen, dass sich durch gesunde Schlafgewohnheiten nicht nur Ihre Kopfschmerzen verflüchtigen, sondern dass Sie auch deutlich mehr Energie haben und mit einer gesteigerten Produktivität in den Arbeitstag starten können.

Tipps, mit denen Sie Ihren Stoffwechsel im Alltag anregen

Versuchen Sie, gut zu schlafen: Nicht nur die Anzahl der Stunden ist wichtig, sondern auch die Art des Schlafs. Wälzen Sie sich in der Nacht hin und her und finden keine bequeme Position, so werden Sie sich am nächsten Morgen zerschlagen fühlen. Einigen fällt es schwer, abends abzuschalten und in den Schlaf zu finden. Versuchen Sie es möglichst mit Hilfsmitteln, die nicht auf Medikamenten beruhen. Kräutertees können entspannend auf Ihre Verdauung wirken. Einigen hilft es, am Abend ein Bad zu nehmen oder heiß zu duschen. Außerdem sollten Sie versuchen, abends vor dem Einschlafen keine elektronischen Geräte mehr zu benutzen. Es ist zur Gewohnheit geworden, noch schnell die Mails zu checken und zu schauen, ob es etwas Neues in den sozialen Netzwerken gibt, ehe das Licht ausgemacht wird. Ihre Gedankenströme sind durch den Gebrauch von Smartphone, Tablet und Laptop jedoch zerhackt und aufgewühlt, sodass es einige Zeit dauern kann, ehe Sie einschlafen. Es kann außerdem helfen, das Handy nicht auf dem Nachtisch zu deponieren, sondern wenn möglich in einem anderen Raum. Ein normaler Wecker, wie es ihn vor 30 Jahren schon gab, funktioniert auch heute noch, um uns am Morgen aus den Federn zu reißen.

Sie müssen viel trinken: Vorzugsweise natürlich Wasser, doch es gibt auch andere, ungesüßte Möglichkeiten, um über den Tag hinweg ausreichend Flüssigkeit zu trinken. Wenn es Ihnen grundsätzlich schwerfällt, täglich auf zwei Liter Wasser zu kommen, dann können Sie verschiedene Methoden ausprobieren. Teilen Sie sich das Wasser ein und setzen Sie sich Ziele. Markieren Sie beispielsweise Ihre Wasserflasche und zeichnen Sie ein, bis wann Sie die Flasche bis zu welcher Markierung geleert haben müssen. Es kann auch helfen, unterschiedliche Getränke vorzubereiten. Sie können frische Früchte oder Kräuter in Ihr Wasser geben, damit es einen leckeren Geschmack bekommt, ohne dabei lästige Kalorien durch Zucker oder Fruchtpüree zu erhalten. Scheiben einer Zitrone oder Gurke und auch Pfirsichstücke oder verschiedene Beeren bieten sich an. Auf diese Weise freuen Sie sich auf Ihr Wasser und sehen es nicht mehr länger als langweiliges Getränk an, zu welchem Sie sich zwingen müssen.

Integrieren Sie unterschiedliche Eiweißquellen in Ihre Ernährung: Protein hilft dir nicht nur dabei, deinen Magen über einen langen Zeitraum hinweg zu sättigen, es regt den Stoffwechsel auch aktiv an. Wenn Sie Eiweiß essen, so steigt Ihr Energieverbrauch, außerdem wird dieser Nährstoff benötigt, um Muskelgewebe aufzubauen. Häufig kommt es während einer Diät zu einem Abbau der Muskeln, dies wird durch den Verzehr von Eiweiß jedoch verhindert. Wenn Sie darauf verzichten möchten, viel Fleisch zu essen, so können Sie das Protein auch aus pflanzlichen Quellen erhalten. Bohnen, Linsen, Kichererbsen und andere Hülsenfrüchte sind beispielsweise reich an Eiweiß.

Essen Sie scharfe Nahrungsmittel: Chili regt den Stoffwechsel an, besonders in Kombination mit anderen Lebensmitteln. Es kommt zu einem erhitzenden Prozess, bei welchem viele Kalorien verbrannt werden. Nehmen Sie deshalb gerne öfter Chili, um Ihr Essen zu würzen. Achten Sie jedoch darauf, dass die Mengen verträglich sind, damit der Verzehr Ihrer Mahlzeiten weiterhin ein Genuss bleibt. Wenn Sie Chili nicht mögen oder Ihr Magen es nicht verträgt, so ist das jedoch kein Weltuntergang, denn auch die anderen Methoden sind durchaus empfehlenswert.

Trinken Sie grünen Tee: Kaffee ist ebenfalls förderlich, wenn Sie Ihren Stoffwechsel anregen möchten, doch grüner Tee ist um einiges schonender und sanfter. Der Tee hilft dabei, gespeicherte Fette in Ihrem Körper in freie Fettsäuren umzuwandeln. Dadurch können diese Fette verbrannt werden. Der Tee unterstützt demnach aktiv Ihren Gewichtsverlust. Wenn Sie Ihr Wunschgewicht bereits erreicht haben, so helfen Ihnen die Tees dabei, dieses zu halten. Außerdem erweist sich grüner Tee als eine wunderbare Ergänzung, damit Sie täglich ausreichend Flüssigkeit zu sich nehmen.

Kaufen Sie tiefgefrorenes Obst und Gemüse: Wenn Sie nur geringe Mengen kochen und Ihnen das Gemüse oder Obst häufig verdirbt, ehe Sie es aufbrauchen können, dann kaufen Sie doch tiefgefrorenes Gemüse. Dieses wurde am Ort seiner Ernte in speziellen Verfahren eingefroren, bei welchen kaum Vitamine und andere Nährstoffe verloren gehen. Auf diese Weise können Sie in Ihrer Tiefkühltruhe größere Vorräte unterschiedlichster Gemüse- und Obstsorten anlegen. Wenn Sie etwas kochen möchten, so tauen Sie die benötigte Portion auf. Sie müssen nun nicht mehr auf Dosenprodukte und eingekochte Zutaten zurückgreifen.

Verwenden Sie Kokosnussöl und andere gesunde Fette: Achten Sie darauf, möglichst wenig gehärtete Fette zu sich zu nehmen. Kokosnussöl, Olivenöl und verschiedene Nussöle enthalten gesunde Fettsäuren, die Ihnen nicht nur nicht schaden, sondern Ihren Stoffwechsel auch gezielt anregen. Sie müssen also nicht vollkommen auf Fett verzichten, wenn Sie Gemüse oder Fleisch braten möchten, Sie können stattdessen zu diesen gesunden Fetten greifen.

Reduzieren Sie Ihren Zuckerkonsum: Zucker schleicht sich nach und nach in unserem Leben ein. Wenn wir dies nicht rechtzeitig erkennen, dann kann es zu einer wahren Abhängigkeit kommen. Versuchen Sie, Ihre ungesunden Snacks durch frisches Obst, ungeschwefeltes Trockenobst oder Nüsse zu ersetzen. In manchen Fällen ist die Abhängigkeit vom Zucker jedoch so groß, dass sie nur durch einen Entzug überwunden werden kann. Hierzu ist es notwendig, über drei bis vier Wochen hinweg gar keinen Zucker zu konsumieren. Diese Wochen sind hart und stellen Ihre Disziplin auf die Probe, doch wenn Sie durchhalten, so werden Sie belohnt. Sie fühlen sich in Ihrem Alltag sehr viel produktiver und haben nicht mehr das Gefühl, ohne Schokoriegel nicht durch den Nachmittag zu kommen.

Nehmen Sie Ihre Mahlzeiten regelmäßig ein: Wenn Sie sich unregelmäßig ernähren, so schaden Sie nicht nur Ihrer Verdauung, sondern auch Ihrem Stoffwechsel. Beides steht in einem engen Zusammenspiel zueinander. Sie müssen deshalb daran arbeiten, regelmäßig zu essen, damit Ihr Körper in einen Rhythmus verfallen kann, der gesund ist. Auch die Uhrzeiten Ihrer Mahlzeiten müssen Sie sich überlegen. Sie sollten in jedem Fall ein Frühstück einnehmen, welches Sie mit Energie für den bevorstehenden Tag versorgt. Ihre Abendessen sollten Sie nicht zu spät zu sich nehmen, damit Ihre Körper die Nahrungsmittel verdauen kann, ehe Sie abends zu Bett gehen.

Machen Sie sich eine Liste mit guten Zutaten: Selbst wenn Sie sich bereits mit dem Thema Ernährung beschäftigt haben und sich in der Küche recht gut auskennen, so kehrt doch häufig die Routine ein, die uns dazu verleitet, an gefühlt vier Tagen der Woche Nudeln mit Pesto zu essen. Machen Sie sich Listen, in denen Sie die einzelnen Bestandteile Ihrer Mahlzeiten unterteilen und sich aufschreiben, welche Lebensmittel Ihnen besonders lecker schmecken. Nun erkennen Sie, dass Sie über 30 verschiedene Gemüsesorten kennen, welche Sie wunderbar als Beilage verwenden können. Listen Sie auch Fleisch und Kohlenhydrate auf. Anschließend können Sie überlegen, welche Form der Zubereitung Sie kennen. Einige Beispiele sind kochen, dünsten, braten, grillen, backen usw. Jetzt fällt es Ihnen leicht, Ihre Mahlzeiten zusammenzustellen, denn Sie müssen nur noch die einzelnen Garmethoden den verschiedenen Lebensmitteln zuordnen und können sich plötzlich unzählige Kombinationen in Sekundenschnelle überlegen.

Suchen Sie bewusst Entspannung in Ihrem Alltag: Das Stress schlecht für den Körper und die Seele ist, das ist wahrlich kein Geheimnis. Vielen Menschen ist jedoch nicht bewusst, dass Stress auch große Auswirkungen auf den Stoffwechsel haben kann und durchaus bleibende Schäden verursachen kann. Versuchen Sie deshalb, in Ihrem Alltag bewusst Momente zu schaffen, in denen Sie Entspannung suchen. Atmen Sie einige Male tief durch, dehnen Sie Ihre Muskeln, lassen Sie Ihre Gedanken schweifen und widmen Sie sich ganz sich selbst. Dadurch können Sie sich nicht nur besser konzentrieren und Ihre Aufgaben im Haushalt oder auf der Arbeit effektiver bewältigen, Sie regen auch Ihren Stoffwechsel und somit Ihre Gesundheit und Ihren Gewichtsverlust an.

Bewegen Sie sich viel und treiben Sie abwechslungsreichen Sport: Vielen Personen fällt es schwer, sich im Alltag ausreichend zu bewegen. Die Arbeit nimmt viele Stunden des Tages ein und wenn wir endlich zu Hause sind, dann möchten wir uns am liebsten aufs Sofa plumpsen lassen und den Feierabend gemütlich verbringen. Dabei ist Bewegung überaus wichtig, nicht nur für den Stoffwechsel. Achten Sie darauf, Sport zu treiben und diesen abwechslungsreich zu gestalten. Auf diese Weise stellen Sie sicher, dass Sie die unterschiedlichen Muskeln und Sehnen Ihres Körpers gleichmäßig beanspruchen und kein Körperteil zu kurz kommt. Variieren Sie zwischen Ausdauer- und Kraftsport, um Ihren Stoffwechsel und die Fettverbrennung anzuregen. Versuchen Sie außerdem, möglichst viele Strecken am Tag zu Fuß oder mit dem Fahrrad zurückzulegen. Wenn Sie nicht genug Zeit haben, um spazieren zu gehen oder eine Fahrradtour einzubauen, so versuchen Sie, alltägliche Strecken zu nehmen. Dies kann beispielsweise der Weg zur Arbeit oder zum Kindergarten sein.

Wie kann eine Ernährungsumstellung langfristig gelingen?

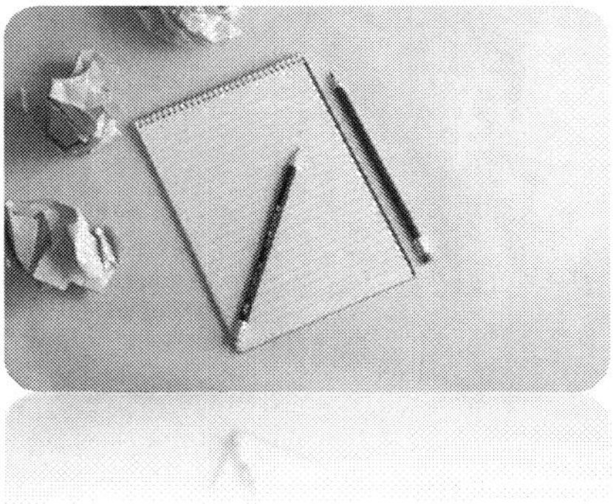

Eine kurzfristige Diät ist eine Sache. Das Ziel ist deutlich vor Augen und oft nur einige Wochen entfernt. Doch bei einer langfristigen Ernährungsumstellung verhält sich dies ganz anders. Vielen Menschen geht auf halbem Weg die Luft aus, sie halten zwar einige Wochen durch, fallen dann jedoch trotz guter Fortschritte wieder in alte Muster zurück. Damit Ihnen dies nicht passiert und Sie Ihre Ernährungsumstellung optimal umsetzen können, habe ich Ihnen in diesem Kapitel meine persönlichen **14 Tricks** zusammengestellt:

Definieren Sie konkrete Ziele: Wir müssen einen Sinn in unserem Handeln erkennen, um bestimmte Gewohnheiten neu einführen zu können und uns gegen ungesunde Verhaltensmuster aufzulehnen. Definieren Sie deshalb konkrete Ziele, damit Sie genau wissen, worauf Sie hinarbeiten. Diese Ziele sind etwas ganz Persönliches und unterscheiden sich von Person zu Person. Einige haben das Erreichen eines Traumgewichts vor Augen, andere hingegen möchten eine bestimmte Aktivität wieder ausführen können. **Ein Beispiel:** Sie können auf Grund des hohen Übergewichtes kaum noch Sport machen und nehmen sich vor, das Gewicht zu senken, damit Sie endlich wieder mit dem Partner/in joggen gehen können. Einige Menschen setzen sich auch ein ganz besonderes Ziel, beispielsweise die Teilnahme an einem Halbmarathon. Seien Sie kreativ, hören Sie auf Ihre innere Stimme und haben Sie keine Angst davor zu erkennen, aus welchem Grund Sie die Ernährungsumstellung machen möchten. Versuchen Sie, Ihre Ziele möglichst konkret zu formulieren. "Ich möchte meine Gesundheit verbessern" ist zu subjektiv und es wird Ihnen später schwerfallen, Erfolge als solche zu erkennen und gebührend zu feiern. Formulieren Sie Ihre Ziele so, dass Sie sie überprüfen können.

Gute Planung: Sie sollten sich sowohl über die Art und Weise der Umsetzung, als auch über den richtigen Zeitpunkt für den Beginn der Ernährungsumstellung, Gedanken machen. Planen Sie, wie Sie vorgehen möchten. Trauen Sie sich einen klaren Schnitt zu, nach welchem Sie absolut zu Diät übergehen wollen oder fühlen Sie sich mit einem fließenden Übergang wohler? Bei einem stufenweisen Übergang bietet es sich an, einen konkreten Plan aufzustellen. Ab welchem Tag oder welcher Woche wollen Sie welche Lebensmittel aus Ihrer Ernährung streichen? Darüber hinaus müssen Sie den richtigen Zeitpunkt für die Umstellung bestimmen. Feiertage, an denen die gesamte Familie zusammenkommt, um zu schlemmen, bieten sich beispielsweise nicht an. Zu sehen, wie alle essen, während Sie gerade auf eine gesunde Ernährung umgestiegen sind, dass fällt absolut nicht leicht und sehr häufig führt dies Frustration herbei. Die Folge ist ein spontaner Abbruch der Ernährungsumstellung, über den Sie sich zu einem späteren Zeitpunkt sehr ärgern werden. Die Ernährungsumstellung dann ein weiteres Mal neu zu beginnen ist sehr schwer, denn Sie haben bereits negative Erfahrungen gemacht und nun die Angst, ein weiteres Mal zu scheitern. Planen Sie Ihre Umstellung so, dass der Erfolg machbar ist. Fangen Sie nichts an, was bereits im Voraus zum Scheitern verurteilt ist.

Behalten Sie immer vor Augen, dass Sie diese Ernährungsumstellung nicht nur zum Gewichtsverlust machen. Sie erwarten gesundheitliche Verbesserungen und es kann sehr helfen, wenn Sie an diese regelmäßig erinnern. Denken Sie an einem schweren Moment, in dem Sie Ihre guten Vorsätze und die gesunde Ernährung über Bord werfen möchten an all die Dinge, die Sie schon seit Langem auf Grund Ihres Gesundheitszustands nicht mehr machen konnten. Die Ernährungsumstellung ist zwar hart, doch alle die gesundheitlichen Vorteile gleichen den Verzicht auf ungesunde Lebensmittel aus. Denken Sie daran, welchen Gesundheitszustand Sie vor der Ernährungsumstellung hatten. Leicht vergessen wir unser Leid nach einiger Zeit. Dies ist ein natürlicher Mechanismus des Gehirns, der uns erlaubt, Schmerz und Leid zu vergessen und trotz traumatischer Erlebnisse der Vergangenheit wieder glücklich werden zu können. Schlecht ist jedoch, dass Sie auf Grund dieses Mechanismus` Ihr Leid nach einiger Zeit vergessen und sich an die Symptome nur noch selten erinnern bzw. ein Übergewicht als selbstverständlich ansehen. Behalten den frühen „Ist-Zustand" jedoch im Gedächtnis, damit Sie in Zeiten von wenig Motivation daran denken können, zu welchem Gesundheitszustand bzw. Körpergewicht Sie nie wieder zurückkehren möchten.

Visualisieren Sie Ihren verbesserten Zustand: Sie können den Erfolg der Diät/Ernährungsumstellung nicht immer durch einen Gewichtsverlust messen. Dies kann frustrierend sein, denn wenn Sie trotz optimaler Ernährung noch immer keine Kilos verloren haben, dann stellen

Sie sich die Frage, was Sie eigentlich gerade machen und weshalb Sie all diese Strapazen auf sich nehmen. Es gibt jedoch noch andere Methoden, Ihre Erfolge zu visualisieren. Sie werden merken, dass Sie sich fitter fühlen, längere Strecken gehen können und keine Kopfschmerzen mehr haben. Darüber hinaus bringen die Ergebnisse der ärztlichen Untersuchungen bereits nach einigen Wochen positive Neuigkeiten. Sobald Sie merken, dass Ihr Zustand sich sichtbar verbessert steigt die Motivation zum Weitermachen.

Lassen Sie keine Versuchungen zu: Wenn Sie wissen, Sie haben eine Schwäche für gewisse Lebensmittel, dann vermeiden Sie es, in ihre Nähe zu kommen. Es ist schwieriger, einer Versuchung standzuhalten, wenn sich diese direkt vor Ihrer Nase befindet. Sobald Ihre neuen Gewohnheiten in Fleisch und Blut übergegangen sind und sich zu einem festen Bestandteil Ihres Alltags entwickelt haben, fällt der Verzicht nicht mehr ganz so schwer. Doch vor allem in der Anfangsphase einer Ernährungsumstellung ist dazu zu raten, einen weiten Bogen um mögliche Versuchungen zu machen, um nicht in alte Muster zurückzufallen. Dies macht sich besonders beim Einkaufen bemerkbar. Kaufen Sie nur die Dinge, die Sie auch essen dürfen. Sobald sich falsche Lebensmittel in Ihrem Kühlschrank befinden, wird es geradezu unmöglich, diese nicht zu essen. Denken Sie daran, wenn Sie das nächste Mal einkaufen gehen.

Holen Sie Ihre Mitmenschen ins Boot: Erklären Sie allen Menschen, die Ihnen wichtig sind und mit denen Sie viel Zeit verbringen, von Ihrem Vorhaben einer Ernährungsumstellung. Auf diese Weise geben Sie den anderen die Chance, Sie besser zu verstehen und zu motivieren. Auf Geburtstagen und Familienfeiern werden Ihre Verwandten stets darauf achten, dass ausreichend passendes Essen zur Verfügung gestellt wird, damit Sie nicht auf ungesunde Nahrungsmittel ausweichen müssen und Ihre guten neuen Gewohnheiten über Bord werfen. Außerdem kann es durchaus sein, dass einige Ihrer Verwandten und Freunde ebenfalls an Problemen leiden, sich durch Ihren Enthusiasmus anstecken lassen und ebenfalls eine Ernährungsumstellung beginnen. Es hilft stets, aktive Unterstützung zu haben und nichts geht über Teamarbeit! Sie werden merken, die Ernährungsumstellung mit jemandem gemeinsam durchzuführen, da spornt an und motiviert noch zusätzlich.

Setzen Sie sich Zwischenziele: Sie haben Ihre Ziele zwar bereits definiert, doch handelt es sich oft um Dinge, auf die Sie mehrere Monate oder gar Jahre hinarbeiten müssen. Es bietet sich deshalb an, die große Aufgabe in kleinere Teilaufgaben aufzuteilen. Auf diese Weise haben Sie die Möglichkeit, öfter Ziele zu erreichen und hierbei Glücksgefühle freizusetzen.

Überprüfen Sie Ihren Fortschritt: Sie sollten regelmäßig prüfen, wie weit Sie bereits gekommen sind. Auf diese Weise erkennen Sie, wenn Sie nicht gut genug vorankommen und Ihre Erwartungen nicht erfüllen und können Ihre Ernährung wieder in die richtige Richtung lenken. Außerdem merken Sie so auch, wie viel Sie bereits erreicht haben. Einzelne Ereignisse geraten oft in Vergessenheit, doch durch eine regelmäßige Überprüfung Ihrer Fortschritte wissen Sie immer, wo Sie sich gerade befinden.

Seien Sie diszipliniert: Das ist leichter gesagt als getan, doch Disziplin ist ein wirklich wichtiger Punkt. Sie müssen lernen, das Große und Ganze zu betrachten und Ihr Vorhaben eisern durchzusetzen. Es kann Ihnen sonst schnell passieren, dass aus einer kleinen Ausnahme eine ganze Reihe von ungesunden Mahlzeiten werden, die Sie wieder in alte Gewohnheiten verfallen lassen. Setzen Sie sich realistische Ziele und halten Sie an diesen fest, egal, ob jemand mit einem köstlichen Schokoladenkuchen um die Ecke kommt. Lernen Sie, auch in Ausnahmesituationen stark zu bleiben.

Nehmen Sie die Motivation ernst: Auch wenn Sie sich diszipliniert an Ihr Vorhaben halten, die Motivation ist es, die Ihnen dabei hilft, den Sinn hinter Ihrem Verhalten zu sehen. Ihre Motivation kann je nach Tagesform ganz unterschiedlich sein. In starken Momenten ist sie es, die Ihre Disziplin überholt und Sie haben großen Spaß an Ihrem neuen Lebensstil und Ihrer gesunden Ernährung. Am nächsten Tag kann es sich schon ganz anders verhalten, Ihre Motivation nimmt stark ab und es ist die eiserne Disziplin, die Sie daran hindert, aufzugeben.

Schaffen Sie Anreize: Oft handelt es sich bei den Zielen um abstrakte Dinge. Bessere Gesundheit, Gewichtsverlust. Diese Ziele sind sehr löblich, jedoch für das Gehirn schwer zu fassen. Schaffen Sie deshalb Anreize, es muss sich gar nicht um große Dinge handeln, die Ihnen den Alltag versüßen. Visualisieren Sie Ihre Zwischenziele, in dem Sie sich beispielsweise ein Kleidungsstück kaufen, in welches Sie passen möchten. Seien Sie kreativ und überlegen Sie, was Sie anspornt.

Belohnen Sie sich: Sobald Sie festgestellt haben, dass Sie wieder eine kleine Hürde genommen und Ihrem Ziel einen kleinen Schritt nähergekommen sind, dann belohnen Sie sich für Ihr vorbildliches Verhalten. Überlegen Sie, was Ihnen gefällt. Machen Sie eine Stunde früher Feierabend, gönnen Sie sich ein kleines Schmuckstück oder ein paar Schuhe. Es kann sich auch um ein besonders leckeres Essen handeln, dass Sie nur zu besonderen Anlässen zubereiten.

Finden Sie Freude am Kochen: Vielleicht sind Sie schon immer ein begeisterter Koch / eine begeisterte Köchin. Dann fällt es Ihnen nicht schwer, Ihre Gerichte an den neuen Ernährungsstil anzupassen. Doch wenn Sie noch nie gerne oder viel gekocht haben, dann stellt dies für Sie eine Herausforderung dar. Lernen Sie einige, leckere Speisen zuzubereiten und gehen Sie schrittweise vor. Lernen Sie zuerst einige wenige Speisen, die Sie variieren können und lernen Sie dann Schritt für Schritt jede Woche etwas dazu. Die Mahlzeiten selbst zuzubereiten, das schafft eine ganz neue Sicht auf das Essen und den Konsum der Lebensmittel. Sie bekommen ein besseres Gespür dafür, was Ihr Organismus braucht und auf was Sie verzichten sollten.

Nehmen Sie die Mahlzeiten bewusst ein: Oft sind wir abgelenkt oder haben viel zu viel Stress, um das Essen in Ruhe einzunehmen. Doch dadurch verlieren Sie schnell das Gefühl dafür, wie viel Sie bereits gegessen haben. Gerade, wenn Sie durch die Ernährungsumstellung auch Gewicht verlieren möchten, dann ist es überaus wichtig, dass Sie jede Mahlzeit genießen. Dadurch haben Sie die Möglichkeit, eine Diät nicht als einen Verlust und ein Verbot zu sehen. Dies kann sehr schnell passieren. Wir müssen uns umstellen und müssen plötzlich auf unsere Gewohnheiten verzichten. Wir haben das Gefühl, eine Diät bedeutet das Verbot von Alldem, was uns so gut schmeckt. Wenn Sie die Mahlzeiten bewusst einnehmen und genießen, dann merken Sie, wie viel Ihnen bei diesem Ernährungsstil gegeben wird. Gerichte müssen nicht immer viel Salz oder Zucker enthalten, um lecker zu sein. Sie bekommen auch ein ganz anderes Gefühl von der Menge des Essens, dass Sie täglich verzehren. Essen Sie immer nebenbei, dann ist das Gehirn zu beschäftigt mit den Aufgaben, die Sie bearbeiten. Es nimmt nicht wahr, wenn Sie bereits satt sind und Sie essen oft mehr als notwendig oder haben auch nach dem Essen noch ein Gefühl von Hunger. Eine Ernährungsumstellung ist nie einfach und ich möchte Ihnen auch nichts vormachen, indem ich Ihnen vorlüge es sei einfach, neue Gewohnheiten aufzubauen. Ihr Organismus hat sich über Jahre hinweg an bestimmte Lebensmittel gewöhnt und Sie werden den Verzicht auf bestimmte Lebensmittel in den ersten Wochen deutlich spüren. Es kann durchaus passieren, dass Ihnen die Mahlzeiten fade erscheinen. Ihre Wahrnehmung ist darauf gepolt, die neuen Gerichte als weniger schmackhaft zu empfinden. Schließlich handelt es sich um eine Diät und dieser Begriff wird immer mit einem Verbot verbunden, wenn dies auch häufig unbewusst geschieht. Doch Sie werden feststellen, dass es sich um eine Frage der Einstellung handelt.

Rezeptewelt: Stoffwechsel ankurbeln

Rezepthinweise

Pck. = Packung
St = Stück
g = Gramm
kg = Kilogramm
ml = Milliliter
cm = Zentimeter
cl = Zentiliter
l = Liter
Msp. = Messerspitze
TL = Teelöffel = 5ml/g
EL = Esslöffel = 10ml/g
n.B.= nach Bedarf
Bd. = Bund

Kcal = Kalorien
KH = Kohlenhydrate
E = Eiweiß
F = Fett

Frühstück

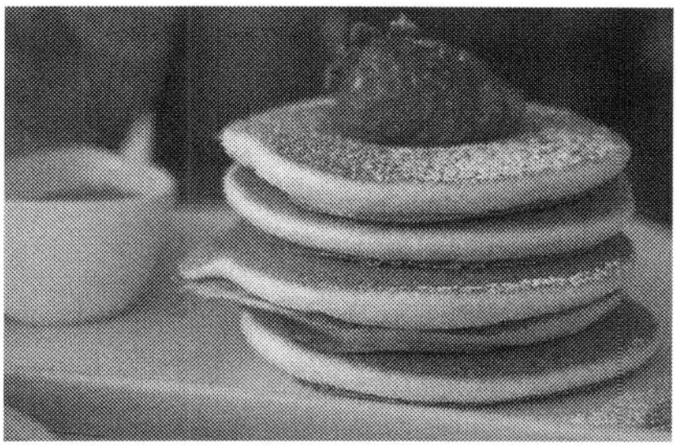

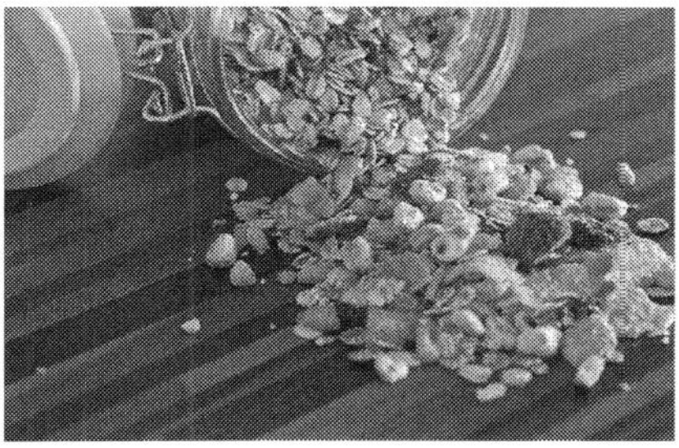

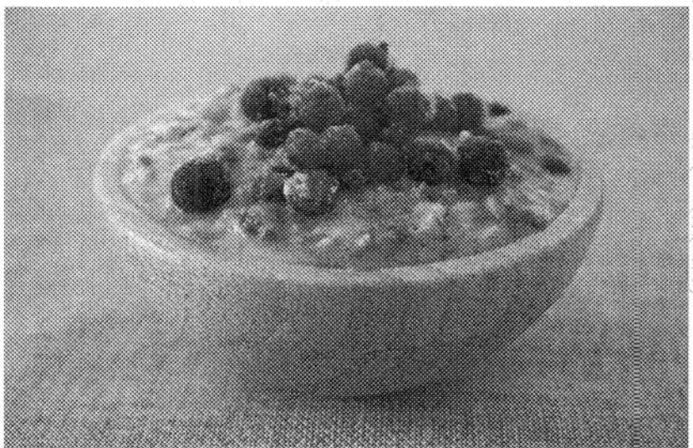

Quark-Eier-Baguettes

Dauer	Portion(en)	Grad
20 Minuten	2	leicht

Zutaten

2 große Eier | 2 Bund Frankfurter Kräuter | 1 Zitrone | 6 EL Quark | Meersalz, Pfeffer | 4 Salatblätter | 2 Vollkorn-Baguettes

Zubereitung

1. Die Eier in kochendem Wasser **8 Minuten** hart kochen. Dann abschrecken, pellen und in Scheiben schneiden.
2. Die Kräuter waschen und die Stiele entfernen. Die Kräuter dann fein hacken. Die Zitrone auspressen und den Saft mit Quark, Kräutern, Salz und Pfeffer verrühren.
3. Die Salatblätter waschen und trockenschütteln. Die Baguettes längs halbieren und eine Hälfte mit dem Salat belegen. Den Quark darauf geben und mit den Eiern belegen, anschließend die obere Hälfte auflegen.
4. Die Baguettes quer halbieren und auf Tellern servieren.

Nährwerte pro Portion

Kcal	**KH** [g]	**E** [g]	**F** [g]
307	35	16	8

Oopsie Burger

Dauer	Portion(en)	Grad
45 Minuten	2	mittel

Zutaten

3 Eiweiße | 1 Eigelb | Meersalz | 100 g Magerquark | Italienische Gewürzmischung | 120 g Hähnchenfleisch | 1 EL passierte Tomaten | Einige Blätter grüner Salat | 2 Tomaten | Einige Gurkenscheiben | Einige Zwiebelscheiben

Zubereitung

1. Den Backofen auf 150°C vorheizen. Ein Backblech mit Backpapier auslegen.
2. Die Eiweiße mit 1 Prise Salz steif schlagen. Das Eigelb mit dem Quark vermischen und unter den Eischnee heben.
3. Die Masse in 6 gleiche Häufchen auf das Blech setzen und leicht flachdrücken. Dann mit der Gewürzmischung bestreuen. Nun im Ofen etwa **25-30 Minuten** backen.
4. Das Fleisch mit dem Gewürz rundherum einreiben und dann in einem Topf mit Wasser dünsten, anschließend mundgerecht zerteilen.
5. Die Burger aus dem Ofen nehmen und einseitig mit den passierten Tomaten bestreichen. Dann nach Belieben mit Tomaten, Salat, Gurken, Zwiebeln und Fleisch belegen.

Nährwerte pro Portion

Kcal	**KH** [g]	**E** [g]	**F** [g]
164	4	26	5

Knäckebrot mit Räucherlachs

Dauer	Portion(en)	Grad
5 Minuten	2	leicht

Zutaten

4 Scheiben Knäckebrot | 75 g fettarmer Frischkäse | 125 g Räucherlachs | Frischer Dill

Zubereitung

1. Das Brot mit dem Frischkäse bestreichen.
2. Den geräucherten Lachs darauf verteilen und mit Dill garnieren – Fertig!

Nährwerte pro Portion

Kcal	**KH** [g]	**E** [g]	**F** [g]
185	13	18	6

Protein-Pancakes

Dauer	Portion(en)	Grad
25 Minuten	2	leicht

Zutaten

65 g Kokosmehl | ½ TL Weinstein-Backpulver | 175 ml Mandelmilch | 4 Eier | 45 g Sojaflocken | 2 TL Rapsöl | 120 g gemischte Beeren | 2 EL Ahornsirup

Zubereitung

1. Das Mehl mit Backpulver und Milch in einer Schüssel verrühren. Die Eier und Sojaflocken untermischen und etwa **10 Minuten** quellen lassen.
2. In einer Pfanne das Öl erhitzen und 2-3 EL Teig hineingeben, verstreichen und dann beidseitig **2 Minuten** bei kleiner Hitze backen. Solange weiter verfahren, bis der Teig aufgebraucht ist.
3. Die Pfannkuchen mit den Beeren und dem Sirup servieren.

Nährwerte pro Portion

Kcal	**KH** [g]	**E** [g]	**F** [g]
270	15	17	10

Möhren-Quark

Dauer	Portion(en)	Grad
10 Minuten	1	leicht

Zutaten

2 große Möhren | 300 g Magerquark | 100 g griechischer Joghurt | 2 TL Zitronensaft | ½ TL Ingwerpulver | 1 HV Mandeln

Zubereitung

1. Die Möhren waschen, schälen und fein raspeln.
2. Den Quark mit dem Joghurt vermenge und die Möhrenraspel unterrühren.
3. Dann den Zitronensaft und das Ingwerpulver unterheben und den Quark in eine Schüssel geben.
4. Mit Mandeln bestreut servieren.

Nährwerte pro Portion

Kcal	**KH** [g]	**E** [g]	**F** [g]
253	23	21	8

Omelett mit Tomaten

Dauer	Portion(en)	Grad
10 Minuten	2	leicht

Zutaten

2 kleine Tomaten | 6 Eier | Frische Petersilie oder Schnittlauch | Meersalz, Pfeffer, Muskat

Zubereitung

1. Die Tomaten waschen und in Scheiben schneiden. Die Kräuter waschen, trockenschütteln und hacken.
2. Die Eier in einer Schüssel mit Salz, Pfeffer und Muskat würzen und gut verquirlen. Die Masse in eine Pfanne geben und bei kleiner Hitze stocken lassen.
3. Die Kräuter darüber streuen und zusammenklappen.
4. Das Omelett mit den Tomaten servieren.

Nährwerte pro Portion

Kcal	**KH** [g]	**E** [g]	**F** [g]
279	2	24	21

Heidelbeer-Müsli

Dauer	Portion(en)	Grad
5 Minuten	2	leicht

Zutaten

100 g zarte Haferflocken | 150 g frische Heidelbeeren | 10 Mandeln | 300 ml Mandelmilch

Zubereitung

1. Die Haferflocken mit den Heidelbeeren und den Mandeln in einer Schüssel vermischen.
2. Die Mandelmilch darüber gießen und das Müsli ist fertig!

Nährwerte pro Portion

Kcal	**KH** [g]	**E** [g]	**F** [g]
282	36	9	8

Radieschen-Smoothie

Dauer 10 Minuten | **Portion(en)** 2 | **Grad** leicht

Zutaten

1 kleine Zitrone | ½ Beet Gartenkresse | 1 Bund Radieschen | 300 ml Buttermilch | 2 TL edelsüßes Paprikapulver | Meersalz | Flüssigsüßstoff nach Geschmack | Eiswürfel

Zubereitung

1. Die Zitrone auspressen und 2 EL Saft abmessen. Die Kresse mit einem Messer vom Beet schneiden. Die Radieschen waschen und zerkleinern.
2. Nun Zitronensaft, Radieschen, Buttermilch, Paprika und 1 Prise Salz mit dem Stabmixer fein pürieren. Nach Geschmack mit Flüssigsüße süßen.
3. Den Smoothie in Gläser mit Eiswürfeln füllen und mit der Kresse dekorieren.

Nährwerte pro Portion

Kcal	**KH** [g]	**E** [g]	**F** [g]
91	13	7	1

Rührei mit Paprika

Dauer 10 Minuten | **Portion(en)** 2 | **Grad** leicht

Zutaten

1 rote Paprikaschote | 2 Frühlingszwiebeln | 4 Eier | 6 EL Mineralwasser | 2 TL Leinsamen | 1 TL Rapsöl

Zubereitung

1. Die Paprika waschen und klein würfeln. Die Frühlingszwiebeln waschen und in feine Ringe schneiden.
2. In einer Schüssel die Eier mit Wasser und Leinsamen verquirlen. Dann Paprika und Zwiebeln unterrühren.
3. Das Öl in einer Pfanne erhitzen, die Eimasse hineingeben und zu goldbraunem Rührei braten.

Nährwerte pro Portion

Kcal	**KH** [g]	**E** [g]	**F** [g]
267	9	18	17

Grünkohl-Smoothie

Dauer	**Portion(en)**	**Grad**
5 Minuten	4 Gläser	leicht

Zutaten

200 g Ananasfruchtfleisch | ½ Zitrone | 120 g zarte Grünkohlblätter | 1 Kästchen Kresse | 10 g Ingwer | 300 ml Kokoswasser

Zubereitung

1. Die Ananas in kleine Stücke schneiden. Die Zitrone auspressen. Den Grünkohl waschen und klein schneiden. Die Kresse vom Beet schneiden und etwas zur Seite legen. Den Ingwer schälen und klein hacken.
2. Nun alle Zutaten in ein hohes Gefäß geben und mit dem Stabmixer fein pürieren.
3. Den Smoothie in Gläser füllen und mit der übrigen Kresse garnieren.

Nährwerte pro Portion

Kcal	**KH** [g]	**E** [g]	**F** [g]
61	12	3	1

Infused Water

Dauer	**Portion(en)**	**Grad**
5 Minuten	4	leicht

Zutaten

1 l kohlensäurehaltiges Mineralwasser | ½ Salatgurke | 15 g Ingwer | 1 Zitrone | 4 Stängel Minze

Zubereitung

1. Das Wasser in eine Karaffe füllen.
2. Die Gurke waschen und in Scheiben schneiden. Dann ins Wasser geben.
3. Den Ingwer schälen und in Scheiben schneiden. Die Zitrone heiß abwaschen und ebenfalls in Scheiben schneiden. Die Minze waschen und die Blätter abzupfen.
4. Nun alle Zutaten zum Wasser geben und etwa **1 Stunde** durchziehen lassen.

Nährwerte pro Portion

Kcal	**KH** [g]	**E** [g]	**F** [g]
14	4	1	0

Vorspeisen

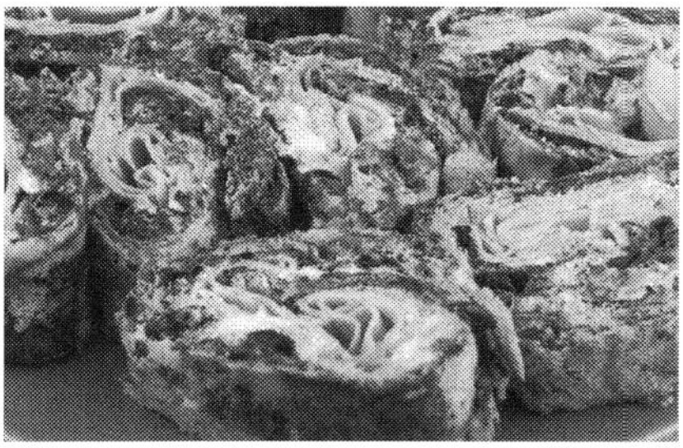

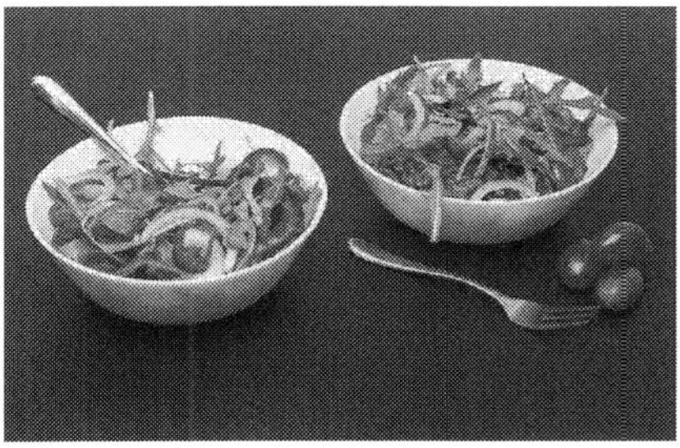

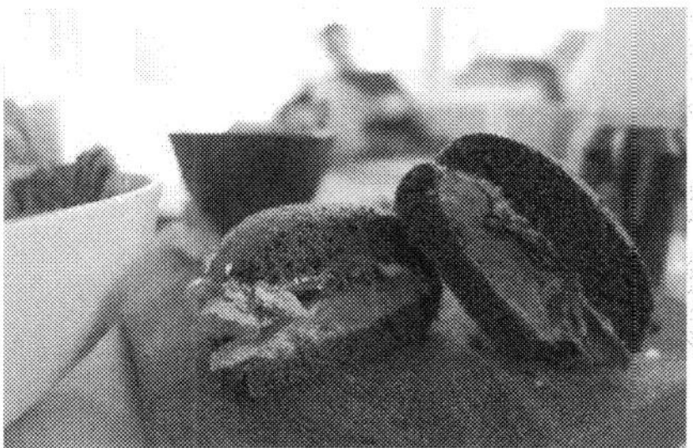

Maiskolben mit Dip

Dauer	Portion(en)	Grad
40 Minuten	4	leicht

Zutaten

4 Maiskolben | ½ Zitrone | ¼ Bund Petersilie | Prise Rohrzucker | 80 g fettarmer Joghurt | Meersalz, Pfeffer

Zubereitung

1. Die äußeren dicken Blätter vom Mais entfernen, die zarten Blätter dran lassen. Dann in einem großen Topf viel Wasser und den Zucker aufkochen und den Mais **30 Minuten** garen.
2. In der Zwischenzeit die Zitrone heiß abspülen, die Schale abreiben und eine Hälfte auspressen. Die Petersilie waschen, die Blätter zupfen und sehr fein hacken.
3. Den Joghurt mit der Petersilie verrühren und mit Zitronensaft, Zitronenschale, Salz und Pfeffer abschmecken.
4. Den Mais aus dem Wasser heben und restliche Blätter und ggf. Fasern entfernen. Dann auf Holzspieße stecken und mit dem Kräuterdip servieren.

Nährwerte pro Portion

Kcal	**KH** [g]	**E** [g]	**F** [g]
119	26	7	2

Wraps mit Lachs

Dauer	Portion(en)	Grad
10 Minuten	2	leicht

Zutaten

1 rote Zwiebel | 100 g Radieschen | 120 g Feldsalat | 150 g Räucherlachs | 4 Tortillafladen | 200 g Hüttenkäse

Zubereitung

1. Die Zwiebel schälen und in sehr dünne Scheiben schneiden. Die Radieschen waschen und in dünne Scheiben schneiden. Den Salat waschen und trocknen. Den Fisch in feine Streifen schneiden.
2. In einer Pfanne ohne Fett die Fladen je Seite **30 Sekunden** anrösten.
3. Nun die Wraps mit je 2 EL Hüttenkäse bestreichen und mit Zwiebeln, Radieschen, Salat und Lachs belegen. Dann von unten einschlagen und aufrollen.

Nährwerte pro Portion

Kcal	**KH** [g]	**E** [g]	**F** [g]
437	39	35	16

Pastrami-Sandwich

Dauer	Portion(en)	Grad
10 Minuten	2	leicht

Zutaten

4 Scheiben Vollkornbrot | 12 Blatt Romanasalat | 2 TL rotes Pesto | Olivenöl | Balsamico | Meersalz, Pfeffer | 250 g hauchdünnes Pastrami | 50 g geriebener Parmesan

Zubereitung

1. Das Brot im Toaster anrösten. Den Salat waschen und trockenschleudern.
2. Das Pesto mit Öl, Essig, Salz und Pfeffer zu einer Soße verrühren und den Salt darin kurz marinieren.
3. Die Salatblätter auf die Brotscheiben geben und das Pastrami drauflegen. Mit Olivenöl beträufeln und mit Parmesan bestreuen und servieren.

Nährwerte pro Portion

Kcal	**KH** [g]	**E** [g]	**F** [g]
326	25	30	11

Marinierte Austern

Dauer	Portion(en)	Grad
40 Minuten	4	leicht

Zutaten

2 Limetten | Etwas Tabasco | 1 EL Tomatenmark | 2 rote Zwiebeln | 1 Bund frischer Koriander | 16 Austern | 2 Avocados | 5 EL fettarmer Joghurt | Meersalz, Pfeffer | 2 große Tomaten

Zubereitung

1. Die Limetten halbieren und auspressen. Etwa 4 EL Saft mit etwas Tabasco und Tomatenmark in einer Schüssel verrühren. Die Zwiebel schälen, sehr fein hacken und in die Marinade rühren. Den Koriander waschen, die Blätter zupfen, fein hacken und ebenfalls dazugeben.
2. Die Austern vorsichtig öffnen, das enthaltene Seewasser zur Marinade geben und das Muschelfleisch auslösen. Dann in die Marinade geben, vermischen und etwa 2**0 Minuten** ruhen lassen.
3. Die Avocados halbieren, entsteinen und das Fruchtfleisch auslösen. Dann mit Joghurt, Salz, Pfeffer und 3 EL Limettensaft fein pürieren. Das Püree auf 4 Gläser verteilen.
4. Die Tomaten waschen, vierteln und die Kerne entfernen. Das Fruchtfleisch in feine Würfel schneiden. Die Würfel in die Glaser geben. Die Austern auf den Tomaten anrichten, etwas Marinade darüber tröpfeln und sofort servieren.

Nährwerte pro Portion

Kcal	**KH** [g]	**E** [g]	**F** [g]
282	16	8	13

Ingwer-Chili-Karotten

Dauer	Portion(en)	Grad
20 Minuten	2	leicht

Zutaten

4 Karotten | 10 g frischer Ingwer | 1 Knoblauchzehe | 1 rote Chilischote | 1 Zweig Rosmarin | 1 Orange | 2 EL Olivenöl | Meersalz, Pfeffer | 1 EL Balsamico | ½ Bund krause Petersilie

Zubereitung

1. Die Karotten schälen und längs vierteln. Den Ingwer und Knoblauch schälen und fein hacken. Die Chilischote längs halbieren, entkernen und sehr fein hacken. Den Rosmarin waschen, die Nadeln abzupfen und fein hacken. Die Orange heiß abwaschen, etwa 1 TL Schale fein abreiben und die Orange auspressen.
2. In einer Pfanne das Öl erhitzen und Ingwer, Knoblauch, Chili und Rosmarin unter Rühren etwa **2 Minuten** anbraten. Nun die Karotten, Orangenschale und Orangensaft zugeben und etwa **10 Minuten** unter Rühren bissfest garen. Dann mit Essig, Salz und Pfeffer würzen.
3. Die Petersilie waschen, die Blätter zupfen und fein hacken und zu den Möhren geben.

Nährwerte pro Portion

Kcal	**KH** [g]	**E** [g]	**F** [g]
172	22	5	11

Asiatischer Hähnchensalat

Dauer	**Portion(en)**	**Grad**
40 Minuten	2	leicht

Zutaten

150 g Glasnudeln | 350 g Hähnchenbrustfilet | Meersalz, Pfeffer | 2 EL Rapsöl | 1 Karotte | 2 Schalotten | 1 Salatgurke | 1 Knoblauchzehe | 1 grüne Chilischote | ½ Limette | 2 EL Fischsoße | 1 TL Sojasoße | Brauner Rohrzucker | 25 g frischer Ingwer | 1 TL Sesamöl | 1 Römersalatherz | 5 Stängel Koriander

Zubereitung

1. Die Glasnudeln in heißem Wasser einweichen, danach abtropfen lassen und etwas kleiner schneiden. Das Fleisch abwaschen, trockentupfen und salzen und pfeffern.
2. In einer Pfanne das Rapsöl erhitzen und das Fleisch je **3 Minuten** pro Seite braten. Dann den Pfannenboden mit Wasser bedecken und die Filets bei mittlerer Hitze abgedeckt **4-5 Minuten** garen. Ggf. noch Wasser nachgießen. Danach herausnehmen und in kleine Würfel schneiden.
3. Die Karotte schälen und in feine Streifen hobeln. Die Schalotten schälen und in feine Streifen schneiden. Die Gurke schälen, entkernen und in sehr feine Streifen hobeln. Dann alles zu den Nudeln geben.
4. Den Knoblauch schälen und sehr fein hacken. Die Chilis waschen, entkernen und auch fein hacken. Die Limette auspressen. Dann 3 EL Saft mit Chili, Knoblauch, Fischsoße, Sojasoße und Zucker gut verrühren. Den Ingwer schälen, fein reiben und mit dem Sesamöl unter das Dressing rühren.
5. Nun das Fleisch und Dressing unter das Nudel-Gemüse mischen und etwa **15 Minuten** durchziehen lassen.
6. Den Salat waschen und in feine Streifen schneiden. Den Koriander waschen und trockenschütteln. Dann beides mit dem Hähnchensalat servieren.

Nährwerte pro Portion

Kcal	**KH** [g]	**E** [g]	**F** [g]
492	7	39	4

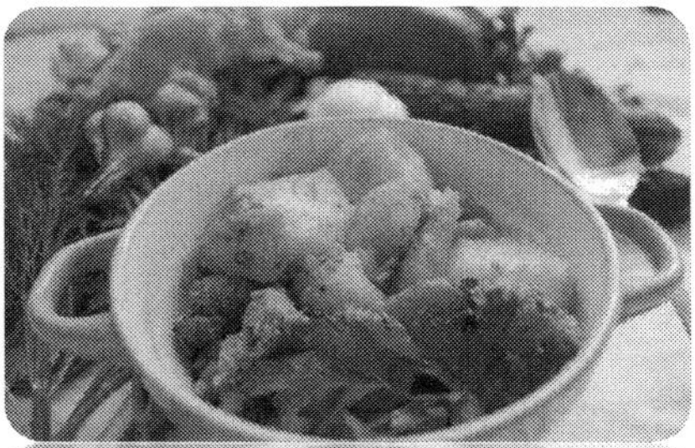

Barunuss-Salat

Dauer	Portion(en)	Grad
30 Minuten	4	leicht

Zutaten

300 g Rotkohl | Meersalz, Pfeffer | ¼ Salatgurke | 2 Tomaten | 2 kleine Zucchini | ½ Romanasalat | 15 Baru-Nüsse | ½ Zitrone | 5 EL natives Olivenöl | ½ TL mittelscharfer Senf | 1 TL flüssiger Honig | 2 Stängel krause Petersilie

Zubereitung

1. Den Rotkohl putzen und den Stielansatz herausschneiden. Den Kohl in sehr feine Streifen schneiden. Dann in einer Schüssel salzen und **4 Minuten** durchkneten.
2. Das restliche Gemüse waschen. Die Gurke längs halbieren und in dünne Scheiben schneiden. Die Tomaten in Würfel schneiden. Die Zucchini mit dem Spiralschneider zu Nudeln verarbeiten. Den Salat waschen und in Streifen schneiden.
3. Die Zitrone heiß abwaschen und auspressen. Aus dem Saft und 3 EL Olivenöl, Senf, Honig, Salz und Pfeffer ein Dressing anrühren. Die Nüsse fein hacken und die Hälfte zum Dressing geben. Die Petersilie waschen, fein hacken und in das Dressing rühren.
4. In einer Pfanne mit dem übrigen Öl die Zucchini von beiden Seiten etwa **5 Minuten** anbraten und dabei salzen und pfeffern.
5. Das Gemüse und den Salat anrichten und mit den restlichen Nüssen bestreuen. Das Dressing darüber träufeln.

Nährwerte pro Portion

Kcal	KH [g]	E [g]	F [g]
295	23	10	23

Avocado-Grapefruit-Salat

Dauer	Portion(en)	Grad
25 Minuten	4	mittel

Zutaten

4 Grapefruits à 300 g | 2 Avocados | 2 Lauchzwiebeln | 2 Kapseln Kardamom | ½ Zitrone | 4 EL Olivenöl | 2 EL flüssiger Honig | Meersalz, Pfeffer | 40 g Brunnenkresse

Zubereitung

1. Die Grapefruits großzügig schälen, so dass auch die Innenhäute entfernt sind. Die Filets zwischen den Trennhäuten herauslösen und den Saft auffangen. Die Avocados halbieren, entsteinen, dann schälen und das Fruchtfleisch in etwa 1 cm breite Spalten schneiden. Die Lauchzwiebeln waschen und in dünne Ringe schneiden.
2. Den Kardamom im Mörser zerstoßen. Die Zitrone auspressen.
3. Nun aus den Grapefruitsaft, 2 TL Zitronensaft, Öl, Honig und Kardamom ein Dressing rühren.
4. Die Kresse waschen und die unteren Stiele abschneiden. Den Rest grob hacken und mit 1/3 des Dressings vermischen.
5. Die Grapefruitfilets mit den Avocadospalten, Lauchzwiebeln und der marinierten Kresse anrichten und mit dem übrigen Dressing beträufeln.

Nährwerte pro Portion

Kcal	KH [g]	E [g]	F [g]
224	26	4	13

Birnen-Rotkohl-Salat

Dauer	Portion(en)	Grad
40 Minuten	4	leicht

Zutaten

1 kleiner Rotkohl | Meersalz, Pfeffer | 45 g Walnusskerne | 2 feste reife Birnen | 1 Zitrone | 2 TL flüssiger Honig | 1 EL Olivenöl | 1 TL Walnussöl | 75 g Gorgonzola | ½ Bund glatte Petersilie

Zubereitung

1. Den Rotkohl waschen und fein hobeln. Dann in einer Schüssel mit 2 TL Meersalz vermischen und **5 Minuten** durchkneten. Danach **30 Minuten** durchziehen lassen.
2. In der Zwischenzeit die Walnüsse in einer Pfanne ohne Fett anrösten, herausnehmen und auf einem Teller abkühlen lassen.
3. Die Birnen waschen, vierteln und von den Kerngehäusen befreien. Dann in Spalten schneiden. Die Zitrone auspressen.
4. In der Pfanne das Walnussöl erhitzen und die Birnen kurz anbraten, den Honig darüber träufeln und karamellisieren lassen. Den Zitronensaft darüber geben und dann die Birnen aus der Pfanne nehmen.
5. In die Pfanne nun das Olivenöl mit der Karamellmischung verrühren. Mit Salz und Pfeffer abschmecken.
6. Den Käse entrinden und in kleine Würfel schneiden. Zusammen mit den Birnen unter den Rotkohl heben und das Dressing untermischen.
7. Die Petersilie waschen, die Blätter zupfen und sehr fein hacken. Dann mit den Walnüssen über den Rotkrautsalat streuen und servieren.

Nährwerte pro Portion

Kcal	**KH** [g]	**E** [g]	**F** [g]
298	26	8	21

Italienischer Brotsalat

Dauer	Portion(en)	Grad
30 Minuten	2	leicht

Zutaten

120 g altbackenes Brot | 20 kleine reife Tomaten | 1 große rote Zwiebel | 1 Knoblauchzehe | 2 HV Basilikumblätter | 1 Bund Rucola | Olivenöl | Weinessig | 1 TL Xylit | Meersalz, Pfeffer

Zubereitung

1. Den Backofen auf 140°C vorheizen.
2. Das Brot in Würfel schneiden und auf einem Backblech verteilen. Dann mit etwas Öl beträufeln und den Knoblauch andrücken und auf das Blech legen. Die Würfel goldbraun rösten.
3. Die Tomaten waschen und halbieren. Die Zwiebel schälen und in feine Scheiben schneiden. Dann in einer Schüssel salzen und etwa **10 Minuten** ziehen lassen. Die Tomaten zugeben und den Salat mit Öl, Essig, Xylit, Salz und Pfeffer abschmecken.
4. Nun Basilikum und Rucola untermischen und weitere **10 Minuten** durchziehen lassen. Zum Schluss das Brot zugeben und den Salat servieren.

Nährwerte pro Portion

Kcal	**KH** [g]	**E** [g]	**F** [g]
169	22	6	5

Spinat-Salat mit Feta

Dauer	Portion(en)	Grad
30 Minuten	2	leicht

Zutaten

3 EL Cashewkerne | 2 Stangen Rhabarber | 2 EL Olivenöl | 2 TL Ahornsirup | 90 g Babyspinat | 1 TL Apfelessig | Meersalz, Pfeffer | 70 g Fetakäse

Zubereitung

1. Die Cashews in einer Pfanne ohne Fett bei geringer Hitze rösten, bis sie duften. Dann auf einem Teller abkühlen lassen.
2. Den Rhabarber waschen, schälen und in 2 cm breite Stücke schneiden. In einer Pfanne ½ EL Öl erhitzen und den Rhabarber bei mittlerer Hitze **2 Minuten** rundherum anbraten. Nun 1 TL Ahornsirup dazugeben und **2 Minuten** karamellisieren lassen. Aus der Pfanne nehmen und zur Seite stellen.
3. Den Spinat waschen und trocken schleudern. Das übrige Öl mit dem Ahornsirup und Essig verrühren und salzen und pfeffern. Den Spinat mit dem Dressing vermischen.
4. Den Spinat auf Teller geben und Rhabarber und Cashewkerne darüber verteilen. Den Feta darüber bröseln und genießen.

Nährwerte pro Portion

Kcal	**KH** [g]	**E** [g]	**F** [g]
195	10	9	12

Gemischter Salat mit Pute

Dauer	Portion(en)	Grad
20 Minuten	2	leicht

Zutaten

300 g Putenbrustfilet | 200 g Blattsalat | 10 Radieschen | 10 Kirschtomaten | 200 g Salatgurke | 2 EL Zitronensaft | Meersalz, Pfeffer

Zubereitung

1. Das Fleisch in einer Pfanne von beiden Seiten anbraten. Das Gemüse waschen. Die Radieschen in Scheiben schneiden. Die Tomaten halbieren.
2. Die Gurke schälen und würfeln. Dann mit Zitronensaft, Salz und Pfeffer in einem hohen Gefäß pürieren.
3. Nun den Salat mit dem Gemüse und dem Dressing mischen und anrichten. Die Putenbrust darauf geben und servieren.

Nährwerte pro Portion

Kcal	**KH** [g]	**E** [g]	**F** [g]
204	8	35	3

Mittelmeer-Brühe

Dauer	Portion(en)	Grad
2 Stunden	1,2 l	leicht

Zutaten

6 Tomaten | 3 rote Zwiebeln | 2 Knoblauchzehen | 2 Karotten | 2 Fenchelknollen | 4 Stangen Staudensellerie | 3 EL natives Olivenöl | 4 l Wasser | 2 Stängel frisches Basilikum | 6 schwarze Pfefferkörner | 1 Prise Safranfäden | 2 Lorbeerblätter

Zubereitung

1. Das gesamte Gemüse gründlich waschen.
2. Die Tomaten klein würfeln. Die Zwiebeln halbieren. Den Knoblauch schälen und zerdrücken. Die Karotten, Fenchel und Sellerie grob zerkleinern. Dann alles in einem großen Topf mit Olivenöl unter Rühren **10 Minuten** bei geringer Hitze andünsten.
3. Nun das Wasser in den Topf gießen und aufkochen lassen, dabei den entstehenden Schaum abschöpfen.
4. Inzwischen das Basilikum waschen und mit den übrigen Zutaten in den Topf geben. Die Brühe abgedeckt bei niedriger Hitze für **1 Stunde** köcheln lassen.
5. Die Brühe durch ein Sieb in einen anderen Topf gießen und bei großer Hitze auf etwa 1,2 l einkochen lassen.
6. Zum Schluss die Brühe einfrieren oder einmachen.

Nährwerte

Kcal	KH [g]	E [g]	F [g]
48	5	1	1

Fenchel-Orangensalat

Dauer	Portion(en)	Grad
20 Minuten	2	leicht

Zutaten

500 g frischer Fenchel | 2 kleine Orangen | 2 grüne Chilischoten | 2 EL Zitronensaft | 2 TL Weinessig | 200 g Eismeer-Shrimps

Zubereitung

1. Den Fenchel waschen, halbieren und in dünne Scheiben schneiden. Die Orangen schälen und in dünne Spalten schneiden, dabei den Saft auffangen. Die Chilischoten waschen und fein hacken.
2. Nun den Zitronensaft mit Essig, Chili und Orangensaft verrühren. Dann das Dressing mit Fenchel und Orangen vermengen.
3. Den Salat anrichten und die Shrimps dazu reichen.

Nährwerte pro Portion

Kcal	KH [g]	E [g]	F [g]
173	23	19	1

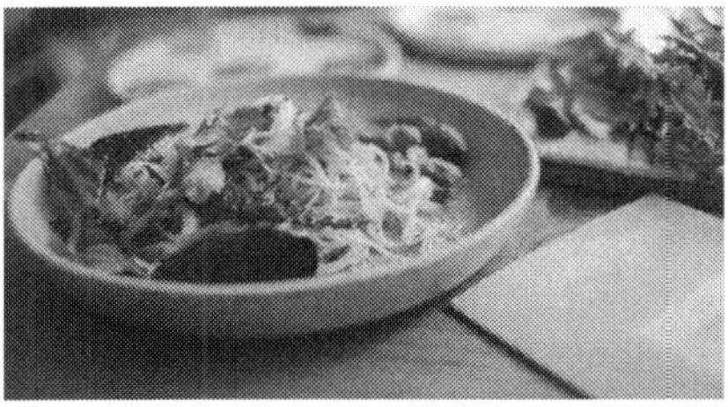

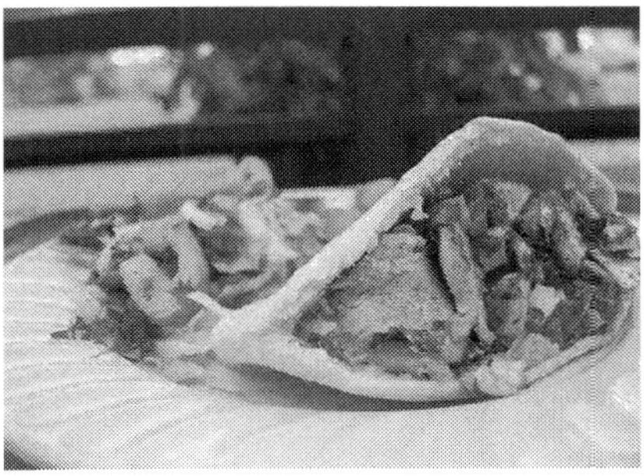

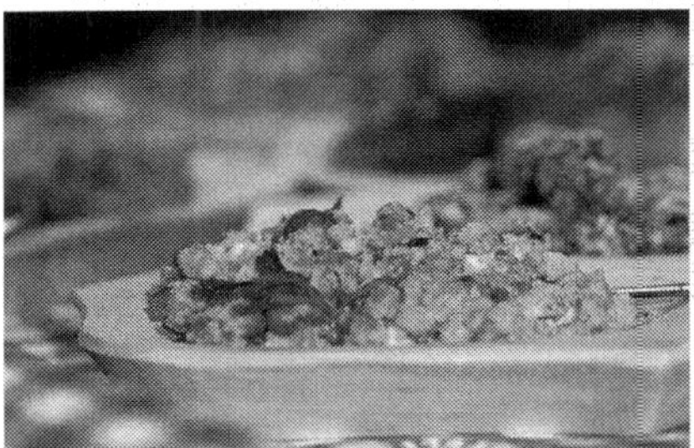

Blumenkohl-Kartoffel-Püree

Dauer	**Portion(en)**	**Grad**
30 Minuten	4	leicht

Zutaten

600 g Blumenkohl | 600 g mehlig kochende Kartoffeln | Meersalz, Pfeffer, Muskat | 220 ml Kokosmilch

Zubereitung

1. Den Blumenkohl waschen und zerkleinern. Die Kartoffeln schälen und achteln. Dann beides in einem großen Topf mit reichlich Salzwasser gar kochen.
2. Die Kokosmilch mit Salz, Pfeffer und Muskat zu dem Blumenkohl und den Kartoffeln geben und mit einem Kartoffelstampfer zu einem Püree verarbeiten.

Nährwerte pro Portion

Kcal	**KH** [g]	**E** [g]	**F** [g]
225	27	7	11

Überbackene Auberginen

Dauer	Portion(en)	Grad
40 Minuten	2	leicht

Zutaten

2 Auberginen | 2 Schalotten
1 Becher körniger Frischkäse | Tomatenmark
Knoblauchpulver | Meersalz, Pfeffer | Oreganopulver | Italienische Kräuter

Zubereitung

1. Den Backofen auf 200°C vorheizen.
2. Die Auberginen waschen, in Scheiben schneiden und mit Salz bestreuen. Dann mit Tomatenmark bestreichen.
3. Die Schalotten schälen und fein würfeln. Mit dem Frischkäse vermischen und mit den Gewürzen und Kräutern abschmecken. Die Auberginen damit bestreichen.
4. Die Auberginen auf ein Backblech legen und für **30 Minuten** in den Backofen geben.

Nährwerte pro Portion

Kcal	**KH** [g]	**E** [g]	**F** [g]
176	8	16	5

Zucchini-Omelett

Dauer	Portion(en)	Grad
15 Minuten	2	leicht

Zutaten

2 kleine Zucchini | 2 kleine Zwiebeln | 3 große Eier | Meersalz, Pfeffer

Zubereitung

1. Die Zucchini waschen und fein raspeln. Die Zwiebeln schälen und klein hacken.
2. Dann die Zucchini in einer heißen Pfanne unter Rühren solange anbraten, bis die meiste Flüssigkeit verdampft ist. Dann die Zwiebeln für **1 Minute** zugeben. Die Eier verquirlen und in die Pfanne geben und mit dem Gemüse verrühren.
3. Dann die Masse zu einem großen Omelett braten.

Nährwerte pro Portion

Kcal	**KH** [g]	**E** [g]	**F** [g]
171	5	14	11

Quinoa-Gemüse-Bowl

Dauer	Portion(en)	Grad
30 Minuten	2	leicht

Zutaten

120 g Quinoa | 1 TL Kurkuma | Meersalz, Pfeffer, Paprikapulver | ½ Knolle Sellerie | 1 Karotte | 2 EL natives Olivenöl | getrockneter Majoran, Thymian | 2 Stängel Petersilie | 120 g Naturjoghurt | 1 EL Erdnussmus | Chiliflocken | 15 g Erdnusskerne | 60 g Babyspinat | 30 g Granatapfelkerne

Zubereitung

1. Die Quinoa abspülen und mit Kurkuma und 250 ml Salzwasser in einem Topf aufkochen, dann vom Herd ziehen und für **20 Minuten** quellen lassen.
2. In der Zwischenzeit den Sellerie und die Karotte schälen und klein würfeln. Beides in einer Pfanne mit Öl unter Rühren **10 Minuten** dünsten. Dann mit den Kräutern und Gewürzen abschmecken.
3. Die Petersilie waschen und fein hacken. Den Joghurt mit Erdnussmus und der Hälfte der Petersilie verrühren und mit Chili, Salz und Pfeffer würzen. Dier Erdnüsse fein hacken.
4. Die Quinoa mit dem Spinat in Schalen füllen, darauf das Gemüse anrichten. Mit der Joghurtsoße beträufeln und mit Granatapfelkernen, Nüssen und der übrigen Petersilie bestreuen.

Nährwerte pro Portion

Kcal	**KH** [g]	**E** [g]	**F** [g]
354	53	15	9

Mango-Linsen-Curry

Dauer	Portion(en)	Grad
40 Minuten	4	leicht

Zutaten

2 Karotten | 2 Knoblauchzehen | 2 Schalotten | 5 g frischer Ingwer | ½ Bund Petersilie | 2 EL Rapsöl | 200 g rote Linsen | 1 TL Currypulver | 1 TL Kurkuma | ½ TL Kreuzkümmel | 500 ml Gemüsebrühe | 120 ml Kokosmilch | Meersalz, Pfeffer | 1 Mango | 80 g Kokosfleisch

Zubereitung

1. Die Karotten schälen und in kleine Würfel schneiden. Den Knoblauch und die Schalotten schälen und fein würfeln. Den Ingwer schälen und fein reiben. Die Petersilie waschen und hacken. In einem Topf das Öl erhitzen und die zerkleinerten Zutaten **2 Minuten** bei mittlerer Hitze andünsten. Die Linsen, Curry, Kurkuma und Kreuzkümmel zugeben und mit der Brühe ablöschen. Die Kokosmilch dazugeben, alles salzen und pfeffern und etwa **10 Minuten** bei geringer Hitze köcheln lassen.
2. In der Zwischenzeit die Mango schälen und das Fruchtfleisch würfeln. Das Kokosfleisch fein raspeln und die Hälfte mit Petersilie und Mango in das Curry einrühren. Dann etwa **5 Minuten** garziehen lassen.
3. Das Curry abschmecken und mit dem übrigen Kokosfleisch garnieren.

Nährwerte pro Portion

Kcal	**KH** [g]	**E** [g]	**F** [g]
392	36	15	18

Gebratene Muscheln mit Gemüse

Dauer	Portion(en)	Grad
30 Minuten	4	leicht

Zutaten

2 Petersilienwurzeln | 2 kleine Zwiebeln | 2 EL Leinöl | 4 kleine Fenchelknollen | Meersalz, Pfeffer | 12 küchenfertige Jakobsmuscheln | 120 ml Sahne

Zubereitung

1. Die Petersilienwurzeln und Zwiebeln schälen und in dünne Scheiben hobeln. Den Fenchel waschen und auch dünn hobeln. Das Fenchelgrün zur Seite legen.
2. In einem Topf ½ EL Öl erhitzen und Petersilienwurzeln und Zwiebeln etwa **3 Minuten** glasig dünsten. Den Fenchel zugeben und leicht salzen. Dann etwa 100 ml Wasser zugeben und abgedeckt **6 Minuten** dünsten.
3. In der Zwischenzeit die Muscheln waschen und trockentupfen. Dann in einer Pfanne mit dem übrigen Öl bei großer Hitze beidseitig kurz anbraten, dabei salzen und pfeffern. Nun bei kleiner Hitze abgedeckt **2 Minuten** braten. Den Herd abschalten und die Pfanne noch **1 Minute** auf der Platte lassen.
4. Die Sahne an das Gemüse gießen, kurz aufkochen und abschmecken. Dann mit den Muscheln auf Tellern anrichten und das Fenchelgrün darüber zerrupfen.

Nährwerte pro Portion

Kcal	**KH** [g]	**E** [g]	**F** [g]
336	24	27	14

Fischfilet Tomate-Basilikum

Dauer	Portion(en)	Grad
20 Minuten	2	leicht

Zutaten

400 g Fischfilet nach Wahl | Meersalz, Pfeffer, Paprikapulver | 3 Tomaten | 1 Stiel Basilikum

Zubereitung

1. Die Tomaten waschen und würfeln. Den Basilikum waschen und die Blätter abzupfen.
2. Die Tomatenwürfel mit dem Basilikum in eine Pfanne geben und für **10 Minuten** schmoren, anschließend mit Salz und Pfeffer abschmecken.
3. Den Fisch abspülen, trockentupfen und mit Salz, Pfeffer und Paprika würzen. Dann in einer Pfanne rundherum für **5 Minuten** anbraten.
4. Den Fisch mit den Tomaten servieren.

Nährwerte pro Portion

Kcal	**KH** [g]	**E** [g]	**F** [g]
165	3	25	4

Hähnchencurry

Dauer	Portion(en)	Grad
30 Minuten	4	mittel

Zutaten

200 g dünner grüner Spargel | 150 g Zuckerschoten | 200 g Bambus-Schösslinge – Glas | 400 g Cherrytomaten | 250 g vorgegarte Weizenkörner im Kochbeutel | Meersalz, Pfeffer | 300 g Hähnchenbrustfilets | 4 EL Rapsöl | 2 TL gelbe Currypaste | 400 ml Kokosmilch | 1 Bund Basilikum

Zubereitung

1. Den Spargel waschen und die holzigen Enden abschneiden und den Spargel schälen. Die Stangen schräg halbieren. Die Zuckerschoten waschen und schräg halbieren. Die Schösslinge in einem Sieb abtropfen lassen. Die Tomaten waschen und halbieren.
2. Den Weizen in kochendem Salzwasser nach Packungsanweisung garen.
3. In der Zwischenzeit das Fleisch waschen, trockentupfen und in Streifen schneiden.
4. Den Wok erhitzen und das Öl darin unter Schwenken verteilen. Das Fleisch bei großer Hitze rundherum anbraten. Dann salzen und pfeffern und herausnehmen. Das Öl entsorgen.
5. Im Wok Spargel und Zuckerschoten bei großer Hitze **2 Minuten** unter Rühren anbraten. Die Currypaste einrühren und die Kokosmilch zufügen und aufkochen lassen.
6. Das Fleisch, die Bambusschösslinge und die Tomaten in den Wok geben und etwa **5 Minuten** bei mittlerer Hitze köcheln lassen. Das Curry mit Salz abschmecken. Das Basilikum waschen, die Blätter zupfen und unterheben.
7. Die Weizenkörner im Sieb abtropfen lassen und auf Tellern verteilen. Das Curry dazu servieren.

Nährwerte pro Portion

Kcal	**KH** [g]	**E** [g]	**F** [g]
409	30	27	19

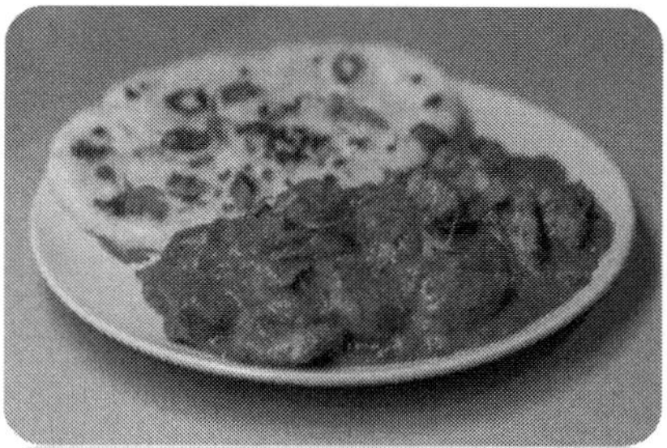

Brokkoli-Hähnchen mit Nüssen

Dauer	Portion(en)	Grad
30 Minuten	2	mittel

Zutaten

350 g Brokkoli | Meersalz, Pfeffer | 35 g Walnusskerne | 1 Knoblauchzehe | 2 rote Zwiebeln | 20 g frischer Ingwer | 250 g Hähnchenbrustfilet | 3 EL Sojasoße | 1 TL Speisestärke | 3 EL Rapsöl | 5 EL Austernsoße

Zubereitung

1. Den Brokkoli waschen und in kleine Röschen zerteilen. Den Stiel schälen und in kleine Würfel schneiden. Dann alles in kochendem Salzwasser etwa **2 Minuten** blanchieren und danach abschrecken.
2. Die Walnüsse hacken. Den Knoblauch und die Zwiebeln schälen und in sehr feine Würfel schneiden. Den Ingwer schälen und fein reiben.
3. Das Fleisch abwaschen, trockentupfen und fein würfeln. Dann in einer Schüssel mit Sojasoße und Stärke vermischen.
4. In einer großen Pfanne das Rapsöl erhitzen und das Fleisch rundherum bei sehr großer Hitze etwa **2 Minuten** anbraten. Dann aus der Pfanne nehmen.
5. Den Brokkoli und die Zwiebeln in die Pfanne geben und etwa **3 Minuten** braten. Nun Knoblauch, Ingwer und Nüsse zufügen und unter Rühren **2 Minuten** mitbraten.
6. Die Austernsoße mit 5 EL Wasser vermischen, zum Gemüse geben und kurz aufkochen. Das Fleisch dazugeben und unter Rühren **2 Minuten** garen. Alles mit Salz und Pfeffer abschmecken und servieren.

Nährwerte pro Portion

Kcal	**KH** [g]	**E** [g]	**F** [g]
373	10	39	18

Kabeljaufilet auf Gemüse

Dauer	Portion(en)	Grad
25 Minuten	2	mittel

Zutaten

1 Salatgurke | 2 Schalotten | 1 Zucchini | 250 g Kabeljaufilet | ½ TL Dillspitzen | Meersalz, Pfeffer | Kurkuma | Ingwerpulver | Knoblauchpulver

Zubereitung

1. Das Gemüse waschen, schälen und in Würfel schneiden. Dann in einem Topf mit etwas Wasser andünsten lassen. Mit Salz, Pfeffer und Kurkuma nach Geschmack würzen. Etwas Wasser und Dill zufügen und kurz mitdünsten. Ggf. noch mit Ingwer und Knoblauch nachwürzen.
2. Den Fisch rundherum würzen und in einer Pfanne in Wasser dünsten.
3. Das Gemüse mit dem Fisch anrichten und genießen.

Nährwerte pro Portion

Kcal	**KH** [g]	**E** [g]	**F** [g]
168	9	26	2

Gemüse aus dem Wok mit Rindfleisch

Dauer	Portion(en)	Grad
20 Minuten	2	leicht

Zutaten

200 g frischer Brokkoli | 1 Zwiebel | 1 rote Paprikaschote | 250 g Rindfleisch | Meersalz, Pfeffer | Rapsöl

Zubereitung

1. Den Brokkoli waschen, in Röschen zerteilen und in kochendem Salzwasser bissfest kochen.
2. Inzwischen die Zwiebel schälen und hacken. Die Paprika waschen und mundgerecht schneiden.
3. Das Fleisch salzen und pfeffern und in Streifen schneiden.
4. Nun in einem Wok mit etwas Rapsöl die Zwiebel glasig andünsten. Das Fleisch zugeben und scharf anbraten. Das übrige Gemüse zugeben, mitbraten und zum Schluss würzen.

Nährwerte pro Portion

Kcal	**KH** [g]	**E** [g]	**F** [g]
237	15	31	6

Hackfleisch mit Gemüse

Dauer	Portion(en)	Grad
25 Minuten	2	leicht

Zutaten

1 rote Paprikaschote | 2 kleine Zucchini | 400 g gemischtes Hackfleisch | Knoblauchzehe | Meersalz, Pfeffer, Paprikapulver

Zubereitung

1. Die Knoblauchzehe schälen und fein hacken.
2. Die Paprika waschen und in kleine Würfel schneiden. Die Zucchini waschen und fein würfeln.
3. Den Knoblauch mit Paprika und Zucchini in eine Pfanne geben und kurz scharf anbraten, anschließend das Hackfleisch zugeben und alles gut durchbraten.
4. Alles mit Salz, Pfeffer und Paprika abschmecken.
5. Auf Tellern anrichten und servieren.

Nährwerte pro Portion

Kcal	**KH** [g]	**E** [g]	**F** [g]
529	9	39	37

Gemüse-Fisch-Spieße

Dauer	Portion(en)	Grad
25 Minuten	2	leicht

Zutaten

1 kleine Zucchini | 1 Limette | 1 kleine Mango | 4 Cherrytomaten | 200 g Kabeljau-Filets | Meersalz, Pfeffer | ½ TL Butter | 1 TL rosa Pfefferbeeren | 100 g fettarmer Joghurt

Zubereitung

1. Die Zucchini waschen und würfeln. Die Limette halbieren und auspressen. Die Mango schälen und das Fruchtfleisch in Würfel schneiden. Die Tomaten gründlich waschen. Den Fisch in Würfel schneiden und salzen.
2. In einer Pfanne die Butter schmelzen und 2 EL Limettensaft und etwas Pfeffer einrühren. Dann vom Herd ziehen.
3. Nun abwechselnd Fisch, Mango, Tomaten und Zucchini auf Spieße stecken und mit der Butter einstreichen.
4. Die Spieße in der Grillpfanne rundherum **8 Minuten** grillen.
5. In der Zwischenzeit die Pfefferbeeren zerdrücken und mit dem Joghurt verrühren und mit dem übrigen Limettensaft und Salz abschmecken.
6. Die Spieße mit dem Dip servieren.

Nährwerte pro Portion

Kcal	**KH** [g]	**E** [g]	**F** [g]
214	18	23	4

Möhrencurry

Dauer	Portion(en)	Grad
30 Minuten	2	leicht

Zutaten

500 g Karotten | 1 Zwiebel | 1 Bund Petersilie | 3 EL Mandelstifte | 3 EL Sonnenblumenkerne | 3 EL Rapsöl | 2 TL Currypulver | Meersalz | Pfeffer | 250 ml Gemüsebrühe

Zubereitung

1. Die Karotten schälen und fein stifteln. Die Zwiebel schälen und klein würfeln. Die Petersilie waschen, die Blätter abzupfen und hacken.
2. In einem Topf das Öl erhitzen und die Zwiebeln glasig andünsten. Nun die Mandeln und Kerne zugeben und darin schwenken. Das Currypulver einrühren.
3. Die Karotten dazugeben und alles mit der Brühe ablöschen. Bei geringer Hitze etwa **10-12 Minuten** bissfest garen.
4. Das Curry salzen und pfeffern und anrichten. Mit Petersilie bestreut servieren.

Nährwerte pro Portion

Kcal	**KH** [g]	**E** [g]	**F** [g]
386	23	9	29

Hähnchen-Wrap

Dauer	Portion(en)	Grad
15 Minuten	2	leicht

Zutaten

250 g Hähnchenbrustfilet | 200 g Eisbergsalat | 200 g Salatgurke | 200 g Tomaten | 2 Wraps | 40 g Kräuter-Frischkäse | Meersalz, Pfeffer

Zubereitung

1. Das Fleisch in einer Pfanne von beiden Seiten gut anbraten. Dann herausnehmen und zur Seite stellen.
2. Das gesamte Gemüse waschen. Den Salat mundgerecht schneiden. Die Gurke schälen und in Scheiben schneiden. Die Tomaten halbieren, entkernen und klein schneiden. Das Fleisch in Streifen schneiden.
3. Die Wraps einseitig mit Frischkäse bestreichen und mit Fleisch, Gemüse und Salat belegen und würzen. Dann einrollen und genießen.

Nährwerte pro Portion

Kcal	KH [g]	E [g]	F [g]
308	25	34	8

Ofen-Putenbrust

Dauer	Portion(en)	Grad
25 Minuten	4	leicht

Zutaten

600 g Putenbrust | Dijonsenf | 1 TL Tomatenmark | Meersalz, Pfeffer | Edelsüßes Paprikapulver

Zubereitung

1. Den Backofen auf 220°C vorheizen. Den Boden eines Backblechs mit Wasser bedecken.
2. Die Zitrone auspressen. Den Saft mit Senf und Tomatenmark gut verrühren.
3. Die Fleischstücke auf dem Blech verteilen und mit der Senfmischung rundherum bestreichen. Dann mit den Gewürzen einreiben und für **20 Minuten** in den Backofen geben.

Nährwerte pro Portion

Kcal	KH [g]	E [g]	F [g]
181	2	32	5

Puten-Chili

Dauer 45 Minuten | **Portion(en)** 4 | **Grad** mittel

Zutaten

2 rote Chilischoten | 2 Knoblauchzehen | 2 Zwiebeln | 5 EL Rapsöl | 800 g Putenhackfleisch | Meersalz | 500 g Kichererbsen | 300 ml Gemüsebrühe | 750 g stückige Tomaten | 1 Bund Koriander | 2 Msp. Kreuzkümmel

Zubereitung:

1. Die Chilischoten waschen, halbieren, entkernen und in Ringe schneiden. Den Knoblauch und die Zwiebeln schälen und in feine Würfel schneiden.
2. In einem Topf das Öl erhitzen und das Hackfleisch bei großer Hitze etwa **4 Minuten** krümelig anbraten. Nun Chili, Knoblauch und Zwiebeln zugeben und **2 Minuten** mitbraten.
3. Die Kichererbsen in einem Sieb abbrausen und gut abtropfen lassen. Dann dir Brühe, Kichererbsen und Tomaten zum Hackfleisch geben und mit geschlossenem Deckel etwa **20 Minuten** köcheln lassen.
4. Inzwischen den Koriander waschen, die Blätter zupfen und hacken. Dann unter das Chili mischen.
5. Das Chili mit Kreuzkümmel und Salz abschmecken und servieren.

Nährwerte pro Portion

Kcal	**KH** [g]	**E** [g]	**F** [g]
462	21	54	16

Omelett-Burger

Dauer 15 Minuten | **Portion(en)** 2 | **Grad** mittel

Zutaten

1 kleine Zucchini | 1 Stiel glatte Petersilie | 50 g Putenbrust in Scheiben | 2 Eier | 2 EL fettarme Milch | Meersalz, Pfeffer | 2 EL Rapsöl | 2 Vollkornbrötchen | 3 EL Kräuterquark | 2 Salatblätter | 2 kleine Tomaten

Zubereitung

1. Die Zucchini waschen und raspeln. Die Petersilie waschen, die Blätter zupfen und klein hacken. Das Fleisch in Streifen schneiden.
2. In einer Schüssel Eier, Milch, Salz und Pfeffer verquirlen. Die zerkleinerten Zutaten zugeben und gut vermischen. Die Masse dann in einer Pfanne mit Öl von beiden Seiten **2 Minuten** stocken lassen.
3. Die Brötchen halbieren und mit dem Quark bestreichen. Die Salatblätter waschen, trockenschütteln und die unteren Brötchenhälften damit belegen. Das Omelett teilen und auf die Salatblätter legen.
4. Die Tomaten waschen, in Scheiben schneiden und auf die Omeletts geben. Die obere Brötchenhälfte auflegen und servieren.

Nährwerte pro Portion

Kcal	**KH** [g]	**E** [g]	**F** [g]
276	35	18	11

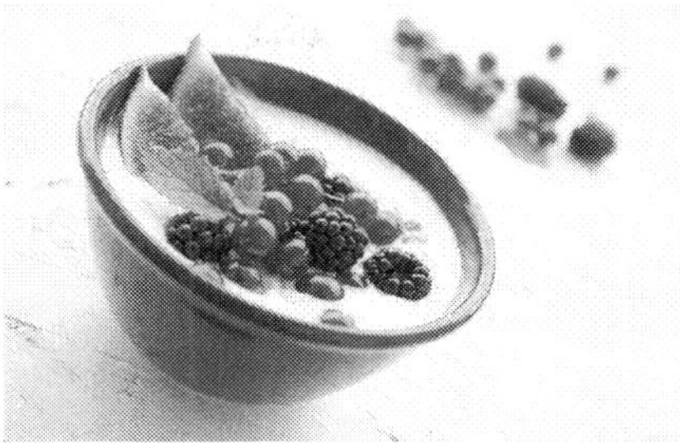

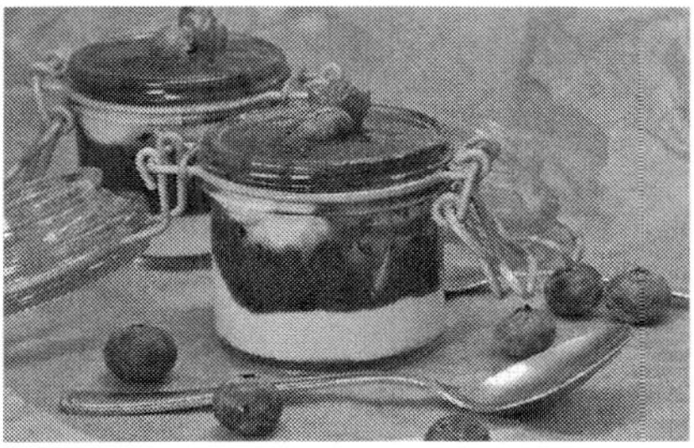

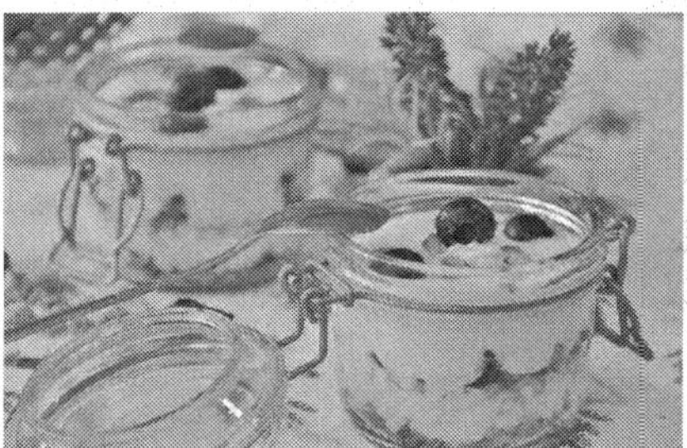

Brombeer-Nektarinen-Gratin

Dauer	Portion(en)	Grad
30 Minuten	4	leicht

Zutaten

400 g Brombeeren | 4 Nektarinen | 5 g Butter | 60 g Kokosblütenzucker | 4 Eiweiß | 1 Vanilleschote | 30 g Kokosraspeln

Zubereitung

1. Die Beeren waschen und trockentupfen. Die Nektarinen waschen, halbieren, entsteinen und in Spalten schneiden.
2. Den Backofen auf 200°C vorheizen. Eine Auflaufform mit Butter bepinseln.
3. Die Früchte in die Form füllen.
4. Den Zucker und die Eiweiße zu sehr steifem Eischnee schlagen. Die Vanilleschote längs aufschlitzen und das Mark herauskratzen. Das Mark mit den Kokosraspeln vermischen und unter den Eischnee heben.
5. Nun den Eischnee über dem Obst verteilen und im Ofen **15-20 Minuten** backen.
6. Das Gratin noch lauwarm servieren.

Nährwerte pro Portion

Kcal	**KH** [g]	**E** [g]	**F** [g]
192	29	3	6

Low Carb-Dessert

Dauer	Portion(en)	Grad
20 Minuten	2	leicht

Zutaten

Für das Gelee: 200 ml Wasser | Zuckerfreien Getränkesirup nach Wahl | 2 g Konjakmehl

Für die „Schlagsahne“: 140 ml Wasser | 25 ml Milch | 2 TL Johannisbrotkernmehl | 2 EL Puderzucker | 2 Spritzer Vanillearoma

Zubereitung

1. 200 ml Wasser mit dem Sirup mischen und dann das Konjakmehl mit dem Handrührgerät auf größter Stufe einrühren.
2. Nun das übrige Wasser mit der Milch vermischen und das Johannisbrotkernmehl auf größter Stufe einrühren. Dann auf hoher Stufe weitere **5 Minuten** rühren, bis sich die Menge etwa verdoppelt hat.
3. Dann auf kleiner Stufe den Puderzucker und das Aroma einrühren.
4. Nun Gelee und Schlagsahne abwechselnd in Gläser schichten und sofort servieren.

Nährwerte pro Portion

Kcal	**KH** [g]	**E** [g]	**F** [g]
33	7	1	0

Selbstgemachtes Apfelmus

Dauer	Portion(en)	Grad
20 Minuten	2	leicht

Zutaten

2 Äpfel | Zitronensaft | 2 EL Hüttenkäse | Süßungsmittel nach Geschmack | Zimtpulver

Zubereitung

1. Die Äpfel schälen, entkernen und klein würfeln. Dann in einem Topf mit etwas Wasser für **10 Minuten** dünsten.
2. Die Würfel mit dem Stabmixer fein pürieren und mit Zitronensaft und Süßungsmittel abschmecken.
3. Das Apfelmus mit dem Hüttenkäse auf einem Teller anrichten und mit Zimt bestreuen.

Nährwerte pro Portion

Kcal	**KH** [g]	**E** [g]	**F** [g]
103	20	2	1

Gebratene Vanillenudeln

Dauer	Portion(en)	Grad
35 Minuten	2	leicht

Zutaten

2 große Eier | 2 Eiweiße | 75 g Vanille-Proteinpulver | 1 EL Erythrit | ½ Vanilleschote | 2 Äpfel | 1 TL Kokosöl | Zimtpulver

Zubereitung

1. Den Backofen auf 180°C vorheizen. Ein Backblech mit Backpapier auslegen.
2. Die Vanilleschote halbieren und das Mark herauskratzen.
3. In einer Schüssel Eier, Eiweiße, Proteinpulver, Erythrit und Vanille mit dem Handrührgerät etwa **2 Minuten** gut verrühren.
4. Den Teig gleichmäßig auf das Backpapier streichen. Und etwa **15 Minuten** backen.
5. Inzwischen die Äpfel schälen, entkernen und in kleine Stücke schneiden. Dann mit 2 EL Wasser in der Mikrowelle bei 800 Watt **3 Minuten** garen. Die Äpfel danach fein pürieren.
6. Den Teig vollständig abkühlen lassen und danach in dünne Streifen schneiden. Nun die Nudeln in einer Pfanne mit dem Öl kurz erhitzen und bräunen.
7. Die Nudeln auf Teller verteilen, das Apfelpüree darüber geben und alles mit Zimt bestreuen.

Nährwerte pro Portion

Kcal	**KH** [g]	**E** [g]	**F** [g]
329	22	40	9

Kokos-Chia-Pudding

Dauer	Portion(en)	Grad
30 Minuten	4	leicht

Zutaten

½ Vanilleschote | 1 Orange | 400 ml Mandelmilch | 20 g Kokosraspeln | 30 g Chiasamen | 1 EL flüssiger Honig | 4 Weinberg-Pfirsiche | 10 g Minzeblätter | 30 g Kürbiskerne | 1 EL Walnussöl

Zubereitung

1. Die Vanilleschote längs aufschlitzen und das Mark herauslösen. Die Orange heiß abwaschen, etwa 1 EL Schale abreiben und den Saft auspressen.
2. Die Mandelmilch mit Vanillemark, Kokosraspeln, Chiasamen, 2 EL Orangensaft und Honig verrühren. Dann für **20 Minuten** quellen lassen.
3. Den Pudding in 4 kleine Schalen füllen und abgedeckt für mind. 12 Stunden kühl stellen.
4. Am folgenden Tag die Pfirsiche waschen, entsteinen und in Spalten schneiden. Die Minze waschen. Beides mit Orangenschale, 2 EL Orangensaft und Öl vermischen.
5. Das Topping auf den Pudding geben und servieren.

Nährwerte pro Portion

Kcal	**KH** [g]	**E** [g]	**F** [g]
230	20	6	12

Kaiserschmarrn mit Beeren

Dauer	Portion(en)	Grad
20 Minuten	2	leicht

Zutaten

12 Eiweiße | 75 g Eiweißpulver | 1 Prise Zimt | 200 g frische Blaubeeren

Zubereitung:

1. Die Eiweiße in einer Schüssel zu Eischnee schlagen.
2. Das Eiweißpulver in den Eischnee sieben und vermischen.
3. Die Masse in eine Pfanne geben und ausbraten. Kurz vor Ende der Backzeit die Beeren darauf geben und den Schmarrn mit zwei Gabeln zerpflücken.
4. Den Schmarrn mit Zimt bestreuen und servieren.

Nährwerte pro Portion

Kcal	**KH** [g]	**E** [g]	**F** [g]
295	11	53	4

Schokoladenpudding

Dauer	Portion(en)	Grad
2 Stunden	2	mittel

Zutaten für 2 Portionen:

2 EL stark entöltes Kakaopulver | 3 EL Erythrit-Puderzucker | ½ TL Vanille-Extrakt | 2 Spritzer Rumaroma | 250 g Seidentofu | 1 Prise Zimtpulver

Zubereitung:

1. In einer Küchenmaschine alle Zutaten auf höchster Stufe zu einer Creme verrühren und dann in Gläser abfüllen.
2. Den Pudding **2 Stunden** im Kühlschrank fest werden lassen.

Nährwerte pro Portion

Kcal	**KH** [g]	**E** [g]	**F** [g]
75	3	7	3

Smarter Kaiserschmarrn

Dauer	Portion(en)	Grad
30 Minuten	4	mittel

Zutaten

25 g Rosinen | 60 ml klarer Apfelsaft | 3 Eier | 1 Vanilleschote | 150 g Magerquark | 120 g Dinkelmehl | 80 ml Milch | 25 g Kokosblütenzucker | 20 g Butter

Zubereitung

1. In einem kleinen Topf sie Rosinen im Apfelsaft kurz aufkochen. Dann auskühlen lassen.
2. Die Eier trennen. Die Vanilleschote längs aufschlitzen und das Mark herauslösen.
3. Die Eigelbe mit Vanillemark, Quark, Mehl, Milch und Zucker verrühren.
4. Das Eiweiß zu sehr steifem Eischnee schlagen und unter den Quark heben.
5. Den Backofen auf 200°C vorheizen.
6. In einer großen feuerfesten Pfanne die Butter schmelzen und den Teig hineingeben und kurz stocken lassen. Die Rosinen abtropfen lassen und über dem Teig verteilen.
7. Die Pfanne nun etwa **15 Minuten** in den Ofen stellen.
8. Den fertigen Schmarrn mit Gabeln in Stücke zerreißen und auf Tellern servieren.

Nährwerte pro Portion

Kcal	**KH** [g]	**E** [g]	**F** [g]
263	36	15	7

Softeis

Dauer	Portion(en)	Grad
70 Minuten	1	mittel

Zutaten

20 g Eipulver | 125 ml Wasser | 65 g Vanille-Proteinpulver | 2 TL Xucker oder Erythrit-Puderzucker | Stark entöltes Kakaopulver

Zubereitung

1. In einem hohen Gefäß das Eipulver und das Wasser auf größter Stufe etwa **10 Minuten** steif schlagen. Das Proteinpulver und den Puderzucker zugeben.
2. Die Masse dann mind. 60 Minuten einfrieren.
3. Die angefrorene Masse danach kurz aufschlagen und auf Gläser verteilen.
4. Das Kakaopulver darüber streuen und servieren.

Nährwerte pro Portion

Kcal	**KH** [g]	**E** [g]	**F** [g]
179	4	30	5

7 Tage Ernährungsplan – Stoffwechsel anregen

Tabelle: Beispiel der Makroverteilung

Kcal	40% Eiweiß	30% KH	30% Fett
700	70 g	53 g	23 g

Hinweis: *Alle Rezepte im Ernährungsplan sind für 1 Portion berechnet. Außer wenn es gekennzeichnet ist.*

In diesem Beispiel halten für uns an die Stoffwechselkur und haben eine tägliche Kalorienzunahme von unter 700 kcal. Die ersten beiden Tage der Stoffwechselkur werden nicht mit aufgelistet *(Ladephase S.130).*

Tag 1

Frühstück	Knäckebrot mit Räucherlachs (S.144)
Mittag	Italienischer Brotsalat (S.154)
Abend	Kabeljaufilet auf Gemüse (S.162)
Nachspeise	Softeis (S.171)

Kcal	**KH** [g]	**E** [g]	**F** [g]
701	48	80	18

Hinweis: 2 Portionen von den Kabeljaufilet auf Gemüse zubereiten und aufgrund der längeren Zubereitungszeit mehrere Portionen von dem Softeis.

Tag 2

Frühstück	Omelette mit Tomaten (S.147)
Mittag	Kabeljaufilet auf Gemüse vom Vortag (S.164)
Abend	Fenchel-Orangensalat (S.156)
Snack	Grünkohl-Smoothie (S.148)

Kcal	**KH** [g]	**E** [g]	**F** [g]
681	46	72	23

Tag 3

Frühstück	Radieschen-Smoothie (S.147)
Mittag	Spinat-Salat mit Feta (S.155)
Abend	Gemüse aus dem Wok mit Rindfleisch (S.165)
Nachspeise	Softeis vom Vortag (S.171)

Kcal	**KH** [g]	**E** [g]	**F** [g]
702	37	78	20

Hinweis: 2 Portionen von dem Gemüse aus dem Wok mit Rindfleisch zubereiten.

Tag 4

Frühstück	Heidelbeer-Müsli (S.146)
Mittag	Gemüse aus dem Wok mit Rindfleisch vom Vortag (S.165)
Abend	Gemischter Salat mit Pute (S.157)
Snack	Infused Wasser (S.148)

Kcal	**KH** [g]	**E** [g]	**F** [g]
737	58	76	17

Hinweis: 2 Portionen von dem gemischten Salat mit Pute zubereiten.

Tag 5

Frühstück	Quark-Eier-Baquette (S.143)
Mittag	Gemischter Salat mit Pute vom Vortag (S.157)
Abend	Ingwer-Chili-Karotten (S.151)

Kcal	**KH** [g]	**E** [g]	**F** [g]
683	65	56	22

Tag 6

Frühstück	Oopsie Burger (S.144)
Mittag	Avocado-Grapefruit-Salat (S.153)
Abend	Hähnchen-Wrap (S.165)

Kcal	**KH** [g]	**E** [g]	**F** [g]
696	55	64	26

Hinweis: 2 Portionen von dem Hähnchen-Wrap zubereiten.

Tag 7

Frühstück	Infused Water (S.148)
Mittag	Hähnchen-Wrap (S.165)
Abend	Gemüse-Fisch-Spieße (S.164)
Snack	Schokoladenpudding (S.170)

Kcal	**KH** [g]	**E** [g]	**F** [g]
611	50	65	15

Schluss

Wir bedanken uns aus ganzem Herzen bei Ihnen, weil Sie sich dazu entschieden haben, unser Buch zu kaufen. Wir sind uns dem Vertrauen bewusst, welches Sie uns entgegenbringen. Schließlich lassen Sie uns mit diesem Buch einen Teil von Ihrem Leben werden. Wir werden Sie ein gutes Stück entlang Ihres Lebensweges begleiten und hoffen sehr, dass Sie in diesem Buch zahlreiche Informationen gefunden haben, die Ihnen bei der Umsetzung Ihrer Ziele weiterhelfen. Diese Ziele sind für jede Person anders, Sie gehen mit Ihren ganz persönlichen Träumen und Vorstellungen an das Projekt, Ihr Leben umzukrempeln und neu aufzubauen.

Wir sind uns sicher, dass Sie mit den praxisbezogenen Tipps aus diesem Buch so manches Hindernis umgehen können und hoffen, dass Sie Ihre Träume in die Tat umsetzen. Vergessen Sie nicht, dass Sie selbst für Ihre Gesundheit und Ihr Wohlergehen zuständig sind. Diese Aufgabe kann Ihnen keiner abnehmen und so hart dies auch klingen mag, es verleiht Ihnen gleichzeitig sehr viel Macht. Auch wenn es Ihnen schwer erscheinen mag, neue Gewohnheiten in den Alltag zu integrieren und alte Verhaltensmuster zu verbannen, der Aufwand lohnt sich. Wenn Sie erstmal auf dem richtigen Weg sind, dann wird Ihnen der nächste Schritt jedes Mal ein wenig einfacher fallen.

Wir wünschen Ihnen viel Erfolg und Spaß beim Nachkochen der Rezepte aus diesem Buch. Wenn Ihnen die Art der Informationsvermittlung gefallen hat und Sie finden, dass wir mit diesem Buch auch anderen Menschen bei der Erarbeitung einer besseren Zukunft helfen können, so zögern Sie nicht, uns weiterzuempfehlen.

Haftungsausschluss

Der Inhalt dieses Buches wurde mit großer Sorgfalt geprüft und erstellt. Für die Vollständigkeit, Richtigkeit und Aktualität der Inhalte kann jedoch keine Garantie oder Gewähr übernommen werden. Der Inhalt dieses Buches repräsentieren die persönliche Erfahrung und Meinung des Autors und dient nur dem Unterhaltungszweck. Der Inhalt sollte nicht mit medizinischer Hilfe verwechselt werden. Es wird keine juristische Verantwortung oder Haftung für Schäden übernommen, die durch kontraproduktive Ausübung oder durch Fehler des Lesers entstehen. Es kann auch keine Garantie für Erfolg übernommen werden. Der Autor übernimmt daher keine Verantwortung für das Nicht-Erreichen der im Buch beschriebenen Ziele.

Impressum

1. Auflage 2019

Kontakt: Michel Schubert / Danzigerstr. 12 / 33142 Büren
Covergestaltung: Autor Pseudonym
Coverfoto: depositphotos.com / pixabay.com

Printed in Germany
by Amazon Distribution
GmbH, Leipzig

18838170R00102